LA

MOTTE-LES-BAINS

Près Grenoble (Isère).

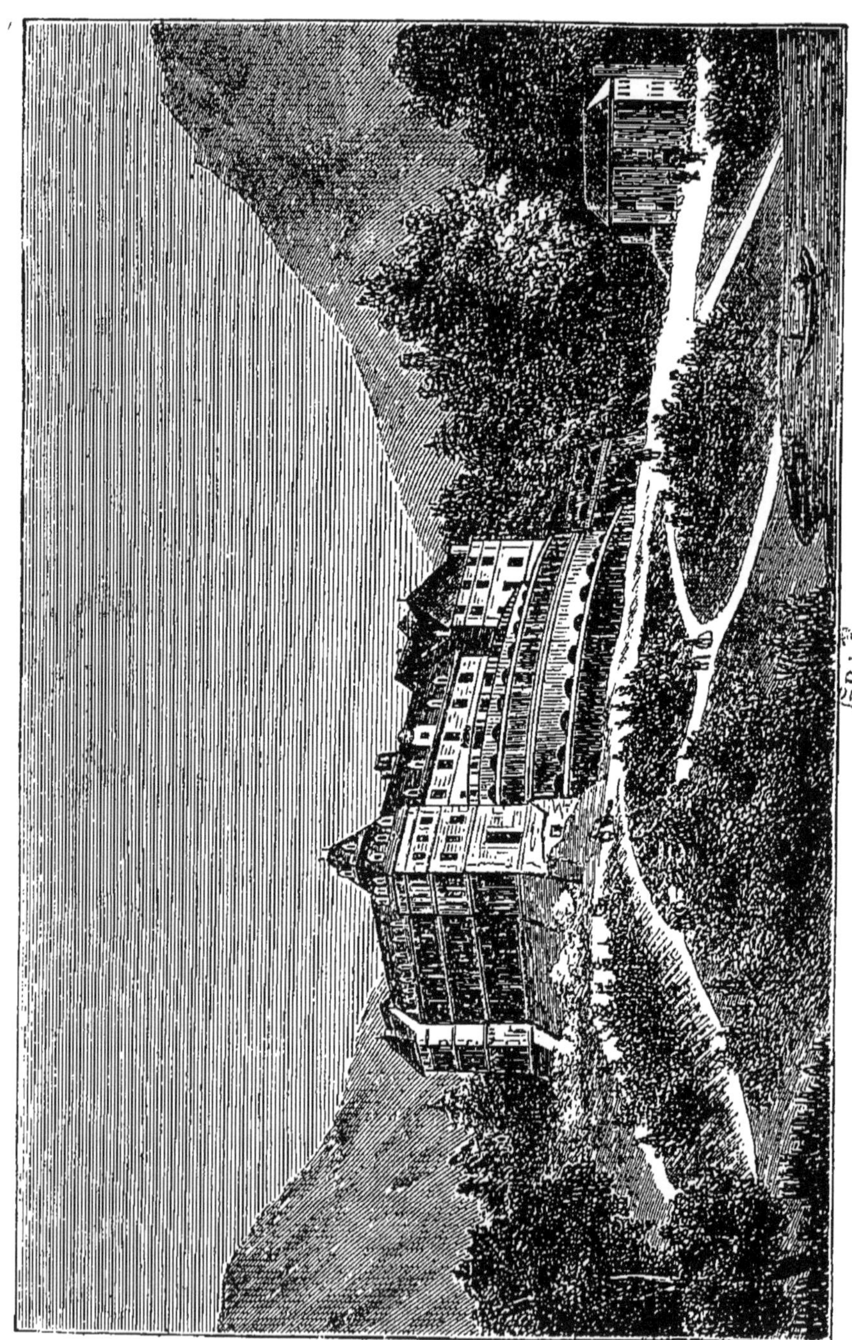

LA

MOTTE-LES-BAINS

PRÈS GRENOBLE (ISÈRE)

PAR

Le Docteur GUBIAN

MÉDECIN-INSPECTEUR

Ancien chef de clinique médicale à l'Ecole de médecine de Lyon,
Ancien médecin des Dispensaires général et spécial,
Membre titulaire de la Société nationale de médecine,
Membre honoraire de la Société des sciences médicales de la même ville, etc., etc.

GRENOBLE

TYP & LITH. RIGAUDIN & LASSAGNE

8, rue Servan, 8

1873

INTRODUCTION

J'ai attendu de pouvoir ajouter aux travaux de mes devanciers le fruit de mon expérience personnelle de plusieurs années, avant de livrer à mes confrères et au public ce petit livre, auquel j'ai évité de donner des proportions trop étendues, pour qu'il fût lu du plus grand nombre. Il est divisé en trois parties : la première intéresse tous ceux qui désirent connaître La Motte ; la seconde et la troisième s'adressent surtout aux médecins.

Il y a quelque témérité à publier un écrit sur les Eaux de La Motte, après Dorgeval-Dubouchet (1),

(1) *Guide du baigneur aux Eaux thermales de La Motte-les-Bains, près Grenoble*, par le docteur Dorgeval-Dubouchet, inspecteur-adjoint de l'Etablissement thermal de La Motte. Paris, Baillière, 1849.

les docteurs Gachet (1), Baron (2), après MM. Hervier et Saint-Lager (3), le docteur Comandré (4), et surtout après le docteur Buissard (5). Mais cet ouvrage répond à un besoin urgent. Celui de mon honorable prédécesseur immédiat remonte à 1861, et, quoiqu'il n'y ait pas eu, depuis cette époque, de modification considérable dans l'Etablissement thermal et dans son installation balnéaire, néanmoins, l'administration actuelle est entrée dans une voie de progrès sérieux, qu'il est de notre devoir de signaler à l'attention publique, dans l'intérêt des malades.

L'Eau thermale de La Motte, depuis l'apologie qu'en

---

(1) Ancien inspecteur.

(2) *Mémoire sur trente-sept cas de maladies utérines, traités et recueillis aux Eaux de La Motte*, par le docteur Baron, inspecteur-adjoint.

(3) *Guide aux Eaux minérales du département de l'Isère*, 1861.

(4) *Utilité des Eaux minérales transportées. La Motte, Eaux salines mixtes chloro-bromurées*. Paris, Baillière, 1870.

(5) *Indicateur médical et descriptif des Eaux de La Motte-les-Bains*, par H. Buissard, médecin-inspecteur, président de l'association des médecins de l'Isère, professeur de clinique à l'Ecole de médecine de Grenoble. Alph. Merle, 1861.

Ce livre et les savantes études cliniques du même auteur resteront des monuments dans la science hydrologique. Ils seront toujours consultés avec fruit et intérêt. M. Buissard peut, à bon droit, revendiquer la première paternité de mon œuvre modeste, lui qui a présidé, pendant trente ans, aux destinées de notre Naïade bienfaisante, et qui a su, par ses talents et son savoir, non moins que par l'aménité de son caractère, se rendre sympathiques et favorables le public et le monde médical.

ont faite le docteur Sylvain Eymard (1), le docteur V. Bally (2), ancien président de l'Académie de médecine de Paris et d'autres auteurs, n'a varié ni dans sa composition chimique, ni dans son volume, ni dans son action remarquablement efficace contre plusieurs affections dont il sera parlé dans la troisième partie de cet écrit. Telle elle était, il y a plusieurs siècles, telle elle est encore de nos jours. Elle tend de plus en plus à reconquérir sa vieille renommée, diminuée, sinon obscurcie, durant la longue et regrettable période où la tyrannie de la mode poussait les malades vers les stations germaniques.

Sa place est très-légitimement acquise parmi les eaux les plus utiles et les plus puissantes que la France

---

(1) *Album du Dauphiné*, 1836. « Le nom de La Motte, honorablement connu en médecine, est placé par elle à la tête des Eaux minérales de France les plus estimées. » Docteur Sylvain Eymard.

(2) *Eaux thermales de La Motte-les-Bains*, par Victor Bally. Paris, Bourgogne et Martinet, 1844.

Nous lisons dans un Mémoire du docteur Frier *sur les Eaux minérales de l'Isère*, Grenoble, imp. Allier, 1821 :

« Nous avons été témoin d'un grand nombre de guérisons opérées par l'usage méthodique des Eaux de La Motte, tandis que les Eaux d'Aix en Savoie n'avaient eu aucun succès, malgré leur grande réputation... M. Fourier, ancien préfet, nous avait fait espérer l'exécution de nos projets, après que l'usage de ces Eaux l'eut guéri d'un rhumatisme dont celui des eaux d'Aix-en-Savoie n'avait pu diminuer le mal. » Ces projets consistaient à amener, par des tuyaux, la source à Saint-Georges-de-Commiers. Il sera question ci-après d'un autre projet de ce genre.

possède dans la catégorie *des Eaux salines bromo-chlorurées sodiques*.

Nous voudrions voir s'accroître le goût des excursions de montagnes. Le besoin de s'arracher aux soucis des affaires, au tracas de la vie publique, à la *malaria urbana,* devrait attirer, au retour de l'été, dans les vallées Alpestres, dans celle de La Motte, si riante et si riche, les habitants des villes facilement charmés par la beauté des sites et par l'aspect grandiose des hautes montagnes, et rapidement reconfortés par l'air pur que l'on y respire à pleins poumons. A cette époque de notre vie nationale, où il est tant question de régénération physique et morale, l'hygiéniste peut revendiquer une large part dans cette tâche devenue aujourd'hui nécessaire, et préparer pour le pays une race forte. C'est en développant d'abord l'énergie physique que l'on peut plus aisément déterminer à celle de l'âme : *Mens sana in corpore sano*. C'est le moyen de donner cette virilité indispensable aux générations nouvelles, pour accomplir les devoirs que peut imposer le patriotisme.

M. V. de Laprade (1) s'élève avec force contre les vices de l'éducation actuelle, et il signale avec une justesse frappante un des côtés de l'étiologie de cette maladie qui nous conduirait à la déchéance nationale,

(1) *Education libérale. — L'hygiène, la morale, les études.* Paris, Didier, 1872, par V. de Laprade, de l'Académie française.

si elle n'était vigoureusement combattue : « Outre les causes de perturbation intellectuelle, il en est qui tiennent immédiatement à l'hygiène et à l'éducation physique. En même temps que l'intelligence dévoyée s'affaiblit et se fausse dans les études hâtives et superficielles, que l'orgueil corrompt ces esprits qui s'imaginent connaître tout ce que le programme les a contraints de regarder, le cerveau, le système nerveux, tout l'appareil organique de la pensée ont pris, de leur côté, de vicieuses allures. La surexcitation est devenue pour eux l'état permanent, et la surexcitation permanente est à la fois une preuve et une cause intime de faiblesse. La vraie force intellectuelle, celle qui repose sur une saine et forte raison, se déploie sans agitation, avec lenteur, comme la vraie force morale. » L'auteur de l'*Education homicide* indique ensuite les moyens d'atteindre ce résultat, et il conseille, en première ligne, l'exercice du corps, la natation, les grandes excursions.

Entretenir et développer la santé chez les jeunes gens par les mouvements physiques à l'air pur des montagnes, les fortifier par tous les actes qui mettent en jeu les grandes fonctions de l'économie, combattre et détruire les vices constitutionnels, les états diathésiques acquis ou héréditaires, toutes les maladies chroniques, en un mot, qui entachent l'organisme, à tous les âges de la vie, n'est-ce pas la plus belle œuvre qui puisse solliciter le zèle du médecin et fixer toute son attention, lorsqu'il est attaché à la direction d'une station thermale ?

Dans cet ordre d'idées, nous n'avons plus à tenir compte des craintes exprimées par Dorgeval-Dubouchet sur la tristesse qui envahit l'âme au moment où l'on aborde le vallon de La Motte, et qui disparaît, d'ailleurs, à mesure que s'efface l'impression fâcheuse que la vue des précipices peut produire au premier moment. « Ne venez pas à La Motte, dit-il, chercher les émotions de la roulette et du lansquenet ; nous n'avons à vous offrir, indépendamment du spectacle imposant de notre belle nature, que des jeux de famille et des causeries de bonne compagnie. »

Nous espérons que les esprits, devenus plus réfléchis après nos cruelles épreuves, préféreront les pures et calmes satisfactions de cette vie de famille et les nobles émotions du touriste à l'agitation des plaisirs énervants qui surabondent dans les villes.

Emotion aussi noble que saisissante, en effet, que celle qui nous est inspirée par la vue du beau et du sublime ! Notre esprit, rempli d'un inexprimable étonnement qui va jusqu'à l'admiration, est transporté au-dessus de lui-même ; sentiment délicieux, mais d'une nature grave, offrant quelque chose d'imposant, de solennel et d'austère à la fois.

Les grandes commotions de la nature, les spectacles magnifiques offerts par les montagnes dont les neiges blanchissent la cîme, les lacs silencieux, les forêts de sapins, les torrents qui se brisent sur les rochers en cascades écumantes élèvent notre esprit, nous impriment de plus grandes sensations et contribuent à produire en nous de véritables transformations morales.

N'est-ce point là un traitement à proposer aux cœurs brisés par la douleur, repoussés par le monde, une satisfaction salutaire à offrir à ces esprits délicats, à ces âmes méditatives, mais malades, que la solitude et la contemplation élèvent invinciblement vers les idées infinies? Ils trouveront une attrayante sympathie dans ces spectacles de la nature, empreints d'une poésie incomparable.

Lorsque, dans une de ses odes, Horace disait à Mécène : « Cessez d'admirer la fumée, le bruit, le luxe de l'opulente ville de Rome : les favorisés de la fortune aiment le changement (1). » Le poète avait surtout en vue les oisifs de son temps et les valétudinaires lassés de leurs travaux et fatigués de l'atmosphère insalubre de Rome. Fuyez le tumulte, le poids des affaires et l'énervement produit par vos travaux professionnels, dirons-nous aussi à ceux qui éprouvent le besoin du repos, en venant respirer l'air vivifiant des Alpes; dirigez-vous vers une station thermale où vous trouverez un calme absolu, des soins que réclame votre état morbide, et non cette surexcitation malsaine des jouissances recherchées par les

---

(1) « Omitte mirari beatæ
« Fumum et opes strepitumque Romæ,
« Plerumque gratæ divitibus vices.
Liv. III, ode 29.

gens du monde, ajouterons-nous spécialement pour les malades réellement soucieux de leur guérison ; à tous, enfin, nous recommanderons cette hygiène salutaire pour l'âme et qui leur permettra de lutter « contre les entraînements d'une civilisation excessive, déréglée, impatiente de bien-être, folle de jouissances et d'argent (1). »

D'où vient que, trop souvent, les baigneurs sont attirés ailleurs que vers les stations réputées de très-vieille date pour leurs effets curatifs? La mode, l'esprit dominateur de la routine, une déplorable habitude les ont, jusqu'à ce jour, guidés à l'étranger.

M. Durand-Fardel, condamnant cette tendance particulière à diriger les malades vers les stations thermales étrangères, de préférence aux stations françaises, en donne les motifs suivants : « Les médecins qui agissaient ainsi pouvaient être mus, souvent, par l'intention de recourir à des médications plus efficaces que celles qu'ils eussent rencontrées sur le sol de leur pays; mais, souvent aussi, ils ne faisaient que se prêter à la fantaisie des malades ou à la confiance irréfléchie qu'inspirent aux gens du monde les choses inconnues; peut-être aussi se laissaient-ils aller quelquefois à la satisfaction de montrer l'universalité de leurs con-

(1) *Nouvelles études morales*, par E. Caro, membre de l'Institut, professeur de philosophie à la Sorbonne.

naissances en prescrivant des médications lointaines et de noms exotiques. »

D'après le savant hydrologue, « la France est la seule contrée de l'Europe qui puisse se suffire à elle-même pour tout ce qui concerne la thérapeutique thermale. Elle n'a besoin de recourir, dans aucun cas, aux Eaux minérales de l'Allemagne (1). »

Déjà, en 1844, V. Bally (ouv. cité) s'était exprimé ainsi : « Soit ignorance, soit défaut de patriotisme, on semble se glorifier de porter son tribut chez nos voisins, lorsqu'on a mieux chez soi.

« Il est, par exemple, dans l'arrondissement de Grenoble, des sources dont la supériorité sur celles de Baden, d'Aix-la-Chapelle, de Seltz est incontestable. Le gouffre des jeux de hasard n'y est pas ouvert, et, au lieu de cette main de fer qui nous déchire lorsqu'on vient d'engloutir sa fortune, on sort de nos montagnes avec une santé raffermie, des souvenirs de bonheur,

---

(1) L'Empire d'Allemagne semble prendre sa revanche dans le groupe remarquable d'Eaux chlorurées qui s'étend des bords du Rhin jusqu'aux flancs du Taurus. Nous y rencontrons, en effet, les sources thermales de Wiesbaden, de Nauheim et de Baden-Baden, les sources tièdes de Soden et les sources froides de Kissingen et de Hombourg, et les Eaux salines de Kreuznach.

Mais la France peut énumérer les stations à haute thermalité de Bourbonne, Balaruc, Moutier, La Motte, celles de Bourbon-Lancy, à moindre minéralisation; les eaux froides de Salins et de Salies. » — *Les Eaux minérales de France mises en regard de celles de l'Allemagne.* — Durand-Fardel, Paris, 1872.

et une conscience que rien n'agite, rien ne trouble. Les sites y sont bien autrement agréables et pittoresques. Trouvez une position plus originale, où l'air soit plus léger, où l'atmosphère soit plus égale, où l'on respire plus librement qu'au château de La Motte! »

Tels sont les principaux motifs pour lesquels nous conseillons aux médecins de diriger leurs malades de préférence vers une station d'Eaux située dans les montagnes : la cure thermale s'y fera mieux que dans ce qu'on nomme *une hydropole*. Ces mêmes considérations feront accepter, sans trop de résistance, aux parents ou aux amis qui accompagnent les malades, un séjour de deux ou trois semaines dans un magnifique pays dont le climat aura une heureuse influence sur leur propre santé. Ils rapporteront de délicieux souvenirs de ces étonnantes merveilles de la création, de ces beautés éternelles dont la contemplation nous ramène aux plus nobles sentiments qui honorent l'humanité.

PREMIÈRE PARTIE.

« Les Eaux minérales tiennent une place considérable dans la pratique de la médecine. Il n'est guère de maladies de longue durée dans lesquelles elles ne trouvent à intervenir utilement, au moins à de certaines époques de leur cours; il n'est guère d'états constitutionnels qu'elles ne puissent modifier heureusement; enfin, elles peuvent être employées avec avantage dans toutes sortes d'états qui, sans appartenir à la pathologie, s'écartent à un certain point de l'état physiologique parfait...

« Les médications thermales ne viennent pas trouver le malade, il faut qu'il aille les chercher... Les questions de climat, d'altitude, viendront encore s'ajouter à celle de la médication; enfin, car il faut tout prévoir, il convient quelquefois de choisir une station animée, brillante, luxueuse, ou, au contraire, un séjour modeste et silencieux. » — *Cours sur les Eaux minérales et leur emploi en thérapeutique, et sur l'hydrothérapie*, par le docteur Durand-Fardel.

La Motte-les-Bains sous le rapport pittoresque.

De Grenoble à La Motte.

En quittant Grenoble (1), on suit jusqu'à Pont-de-Claix le magnifique cours Saint-André, ombragé

(1) Toutes les lignes de chemins de fer du Dauphiné se ré-

durant huit kilomètres par des sycomores, des érables, des platanes et des tilleuls plantés sur deux rangs, de chaque côté de la route. Celle-ci se bifurque à Pont-de-Claix. La route droite, que va suivre le voyageur de La Motte, conduit à Marseille par la Croix-Haute et Sisteron ; celle de gauche mène à Vizille où elle se divise, à son tour, en deux voies : l'une allant au Mont-Genèvre par l'Oisans et Briançon, l'autre à Gap par les lacs, Laffrey, La Mure et Corps ; c'est aussi la route de la Salette.

Après Claix, on passe sur un pont qui était regardé comme une des sept merveilles du Dauphiné. Construit en 1611, entre les rochers de Brion, le pont de Claix, d'une seule arche haute de 16 mètres, mesure 46 mètres d'ouverture, d'une pile à l'autre.

On traverse ensuite la commune de Varces, la jolie petite ville de Vif, remarquable par son église romane, le hameau de la Rivoire (Rive-Noire) ; on franchit le Drac sur le pont suspendu de la Rivoire, d'où la vue s'étend au loin sur la contrée ravagée par les débordements du torrent : les galets et le gravier qui recou-

---

lient à celles de Paris-Lyon-Méditerranée ou de Suisse-Italie, aboutissant au chef-lieu du département de l'Isère. Le baigneur qui veut se rendre à La Motte doit arriver par un train du matin, de manière à prendre, à 2 heures de l'après-midi, la diligence de La Motte-les-Bains dont le point de départ est sur la place Grenette (bureau du chemin de fer), lieu le plus central de la ville. Nous espérons que, dans moins de deux ans, une voie ferrée abrégera la distance. On ne peut guère, aujourd'hui, être rendu à La Motte avant 6 heures du soir.

vrent dans une immense étendue le sol arable ont transformé en désert une large vallée qui eût été conservée à l'agriculture par un endiguement suffisant.

Les escarpements gigantesques des montagnes qui bornent de toutes parts l'horizon indiquent au touriste qu'il va s'engager dans ces vastes couloirs que forment entre elles les chaînes secondaires du système Alpique.

Saint-Georges, dans un site pittoresque, Saint-Pierre et Notre-Dame-de-Commiers, avec les vieux bâtiments de son ancien prieuré, construits en 1545, et une tour en ruines ayant appartenu à la famille des Alleman (1) ; enfin Monteynard, sont traversés avec lenteur, car l'ascension se poursuit jusqu'à ce dernier village.

Vingt-neuf kilomètres ont été ainsi parcourus en moins de 4 heures. Vingt minutes suffisent ensuite pour arriver à l'établissement thermal par un chemin vicinal qui s'embranche sur la route départementale de Grenoble à La Mure, un demi-kilomètre après Monteynard. Ce chemin, de trois kilomètres, a sa pente adoucie par de nombreux lacets jusqu'au hameau du Vivier, qui est comme le faubourg de La Motte-les-Bains.

---

(1) Famille illustre dont les premiers chefs furent appelés au xe siècle, par Isarn, évêque de Grenoble, pour chasser les Infidèles du Graisivaudan.

La vallée de La Motte.

Abritée au nord par le Monteynard ; au midi, par le mont Sénèpe ; au levant, par le mont Sagnereau, la vallée de La Motte est ouverte, de l'est à l'ouest, en subissant une forte inclinaison dans cette direction. Disposée en amphithéâtre, elle a son horizon borné à l'orient par les cimes neigeuses des monts qui séparent l'Oisans de la Mateysine. Puis, le gros bourg de La Motte-d'Aveillans au point culminant de la vallée, ayant à sa droite le Villard, où s'exploitent de riches mines d'anthracite, et à sa gauche, c'est-à-dire au sud-est, le hameau de la Festinière et son col qui fait communiquer la vallée de La Motte avec celle de La Mure ; en descendant : les Butarias, les Béthoux, la Faurie, le Vivier, dont nous venons de parler, et qui offre à visiter les restes d'une carrière de tufs calcaires d'où l'on a extrait les matériaux de construction du château de La Motte, et les réservoirs de l'eau douce que des conduites transportent à l'établissement pour l'usage ordinaire.

En face du château se trouve la petite commune de La Motte-Saint-Martin dont il dépend. On aperçoit à peine le clocher de son église perdue dans un bouquet de verdure.

L'horizon est borné, au couchant, par les crêtes désolées et dentelées qui continuent la Moucherolle, et séparent le département de l'Isère de celui de la Drôme.

Le torrent du Vaulx et celui de l'Oula suivent la vallée dans toute sa longueur ; ils se réunissent au-dessus du Vivier et sont grossis des eaux du torrent du Sagnereau, 500 mètres au-dessous du château ; puis, après avoir cheminé au fond d'une gorge resserrée et inaccessible dans une partie de son étendue, ils se précipitent d'une hauteur de cent trente mètres dans le lit du Drac, en formant, dans le voisinage des sources thermales, une cascade qui devient fort belle lorsque le volume des eaux est suffisamment abondant.

Le Château & l'Etablissement.

Le château de La Motte, orienté au levant et au midi, est construit sur un monticule isolé, formé de poudingue. Il date du XIVe siècle, tout au moins dans sa partie la plus ancienne. Sa fondation est attribuée à une dame de Morges, issue des Monteynard. Sous le règne d'Henri IV, le château devint la propriété d'un seigneur de Venterol, capitaine des gardes du duc de Lesdiguières. Au centre de la façade, dont le développement est de vingt-deux mètres, se trouve le portail, construit en tuf, dans le style de la Renaissance, et sur le fronton duquel on lit cette devise, qui n'est qu'une altération malheureuse du poète : *Nihil, nisi Deus qui nobis hœc otia fecit, 1590.*

De la terrasse du château, la vue s'étend sur toute la vallée et domine un parc grandiose dont les allées sinueuses conduisent au hameau du Pérallier, où se trouve la chapelle consacrée à Notre-Dame-des-Neiges. C'est là que se voient encore les vestiges des habitations où logeaient, il y a moins d'un siècle, les baigneurs de La Motte, auxquels les eaux étaient apportées à dos de mulet. Un chemin très-ombragé conduit de là au Drac et aux sources thermales.

En 1793, le château fut fortement endommagé par un incendie. On le réédifia, en grande partie, en 1844. D'autres restaurations s'achevèrent depuis, et, aujourd'hui, il se présente avec trois corps de logis flanqués de quatre pavillons ; il peut contenir trois cents lits.

A droite et à gauche, un vaste escalier conduit aux étages desservis par les corridors sur lesquels s'ouvrent les chambres. Ces deux escaliers descendent aux galeries des bains et des douches disposées en hémicycles et superposées l'une à l'autre, au pied même du château. Cette disposition permet aux baigneurs de suivre leur traitement sans s'exposer à l'air extérieur. Ils peuvent, de la même façon, se rendre au restaurant situé dans la cour intérieure. Le monticule sur lequel est assis le château est recouvert, à sa base, du côté du nord, par un bois touffu qui descend jusqu'au torrent du Vaulx. Au midi, et sur les bords du chemin d'arrivée, se trouvent : d'un côté, les jardins avec des bassins et jets d'eau, la piscine, et de l'autre côté, l'hôpital, l'hôtel du Bois, et les écuries et remises, des kiosques de repos et de conversation.

Environs de La Motte. — Excursions.

Nous distinguerons les courses ou promenades qui se font à pied ou seulement à âne, de celles qui doivent être faites à cheval, à mulet, ou en voiture, mais qu'un bon marcheur peut également faire à pied. Les premières ne feront pas sortir le baigneur de la vallée.

§ I.

Les Sources thermales. Demi-heure. — En descendant dans le parc et dans la prairie, on arrive à un pont en bois jeté sur le ruisseau de Tréfort ou du Sagnereau, que l'on traverse en laissant sur la droite les lavoirs et la buanderie. Par le chemin ombragé dont nous avons parlé et que l'on prend immédiatement en sortant du petit hameau de Pérallier, on gagne une roche qui surplombe le Drac (en langue celtique Der-Ach). C'est de cette roche, appelée la Roche-Buissard (1), que l'on domine le mieux l'abîme au fond duquel le torrent roule ses eaux impétueuses, grossies de la cascade formée par les ruisseaux du

(1) Du nom de l'ancien inspecteur, le docteur Buissard, qui a laissé de si précieux souvenirs dans la contrée.

vallon de La Motte. Les rochers à pic qui surplombent le gouffre qu'on a sous les pieds sont recouverts d'une alluvion parsemée de blocs étranges et bizarres en forme de cônes, de champignons, ou simulant des contreforts de quelque vieux manoir tombé en ruines. Ces masses, formées par la désagrégation lente d'un conglomérat de sable et d'amas calcaires durcis, comme sculptés par la main du temps, sont identiques aux *mourres* que l'on rencontre en Provence, et particulièrement aux environs de Forcalquier. En continuant à descendre, on arrive par de nombreux lacets, bordés de fleurs et d'arbres d'essences variées, à la maison qui abrite la machine hydraulique (1) qui sert à faire monter l'eau thermale jusqu'au château.

La source dans laquelle plongent les tuyaux d'aspiration de la machine est appelée *Source du Puits*; elle débite 1357 hectolitres en 24 heures.

Dans son voisinage se trouve la *source de la Dame* (2). Un réservoir situé en aval et des tuyaux de 115 mètres de développement établissent sa communication avec la source du Puits. Elle débite 4,320 hectolitres en 24 heures. Mais, comme jusqu'à ce jour on n'a capté que huit de ses griffons, cette quan-

---

(1) Pour la description de cette machine et des conduites qui transportent l'eau, nous renvoyons au chapitre où il est question des appareils.

(2) Son nom se rattache à une légende qui remonte au XIIe siècle. A la suite d'une guérison miraculeuse, sur les lieux mêmes une chapelle fut érigée à Notre-Dame-de-Délivrance.

tité d'eau minérale se réduit à 2,448 hectolitres. D'autres sources se faisant jour dans le lit même du torrent ne sont point utilisées. En résumé, il n'arrive à l'établissement que près de 4,000 hectolitres par 24 heures.

La température de l'eau du Puits est de 57°, celle de la Dame de 62°, ce qui établit une température mixte de 60° c.

Cent cinquante à deux cents mètres au-dessous de la source de la Dame, et sur la rive gauche du Drac, on a découvert, en 1849, des ruines de piscines romaines qui, depuis, ont été recouvertes par les eaux. Avant de quitter les bords du torrent, il ne faut point oublier de franchir la passerelle jetée sur le Drac, et de gravir les premières rampes du chemin d'Avignonet, afin de pouvoir contempler les cinq étages de la cascade qui a pour encadrement des rochers à pic de près de quatre cents mètres d'élévation.

Au retour de cette promenade, on peut suivre, quoique péniblement, les conduites qui ramènent les eaux minérales à l'établissement, et lorsqu'on se trouve près de la buanderie, on se dirige par un petit chemin accidenté vers des galeries de mines qui ont servi à l'exploitation du minerai d'or; ce lieu est appelé la *Californie*. Les galeries sont abandonnées; elles n'offrent plus que des ruines.

La Motte-Saint-Martin. — La promenade est peu pénible et demande demi-heure, soit qu'on y aille directement, soit qu'on passe par le gracieux hameau de la Bayardère.

Les Côtes. — Cette course agréable et variée, consistant à traverser le hameau de Tréfort, puis celui des Côtes, en revenant par le chemin de Marcieu, se fait en une heure et demie. On peut encore monter directement, par une pente très-raide, jusqu'au village des Côtes.

La Faurie. .Les Béthoux. — Promenade ravissante, d'une heure et demie ; on gagne ces deux hameaux par le Vivier. Des Béthoux, l'on a une des plus belles vues du Château. On revient par La Motte-Saint-Martin. C'est là le tour de promenade le plus ordinaire aux baigneurs peu valides qui peuvent, au reste, prendre une monture.

Les Butarias. La Pierre Druidique. — On traverse les deux hameaux de la Faurie et des Béthoux, le village des Butarias, puis on se dirige sur la droite en coupant transversalement le vallon jusqu'à ce que l'on rencontre, au mas de la Marlière, sur la commune d'Aveillans, un petit sentier situé en face d'une clouterie isolée. Ce sentier conduit, dans un bois de chêne, à une volumineuse pierre dont la forme et les dimensions répondent aux monuments celtiques, sur lesquels les druides gaulois consommaient leurs sacrifices. Elle présente un bloc de forme conique et aplatie, de dix mètres de circonférence sur quatre mètres de hauteur. Un autre bloc cylindrique de 50 centimètres de hauteur et d'un mètre de diamètre, à forme tronquée, laisse devant lui une table large, taillée en bassin, et capable de recevoir le sang des victimes ; sur les côtés, se dessinent nettement deux rouelles de 60 à 70 centimètres de circonférence.

Ce bloc est connu, dans le pays, sous le nom de *Pierre à mata* : nous ne saurions dire s'il appartient aux *menhir*, aux *dolmen* ou aux *peulvans,* dont la réunion constituait les *cromlecks* ; car on n'est pas d'accord sur la destination précise de ces divers monuments ; mais des archéologues, juges compétents, nous ont affirmé l'authenticité de cet autel druidique, quoiqu'elle soit contestée par M. l'ingénieur Lukis, de Guernesey, et par M. Gustave Vallier, dans son spirituel article intitulé : « La vérité sur l'autel druidique de La Motte-d'Aveillans, août 1860. » La nature friable de la roche (schiste talqueux) éloigne l'idée émise par ces savants, à savoir que ce pourrait être une carrière à meules. En dépit des arguments qu'ils font valoir en faveur de leur opinion, celle-ci est fort contestable.

La course de la pierre druidique exige deux heures et demie au plus.

La Motte-d'Aveillans. Les mines d'anthracite du Villard. — Au lieu de quitter les Butarias pour se diriger du côté de la pierre druidique, on traverse le village dans sa longueur, puis on prend, sur la gauche, la route de Monteynard à Aveillans, ou, plus directement, un sentier d'accès facile qui conduit à ce bourg qui domine toute la vallée. On y remarque une belle église ornée par des peintures à fresque dues à un habile pinceau (1), et décorée avec goût par les soins de son vénérable pasteur (2).

A une distance très-rapprochée d'Aveillans, se trouvent les mines du Villard. Elles sont exploitées depuis 1776. Les concessions d'anthracite, dans tout le bassin de La Motte, occupent une superficie de près de 4,000 hectares. Vingt couches, au moins, sont en pleine exploitation (3). D'autres mines d'anthracite sont exploitées, dans le bassin de La Mure, sous la direction de M. l'ingénieur Miquel.

Les galeries du Villard, ouvertes sur le flanc de la montagne, sont horizontales et sillonnées par des chemins de fer qui transportent le combustible hors des galeries. « La puissance moyenne des couches exploitées varie entre un et seize mètres. » (Gueymard, *Statistique générale du département de l'Isère.)*

Cette course demande trois heures, sans compter le temps consacré à la visite des mines.

En dehors de l'agriculture qui fait la richesse du

---

(1) M. Miquel père.

(2) M. l'abbé Paquet.

(3) Les concessions appartiennent à MM. Giroud et Chaper. M. Rolland en est l'ingénieur en chef.

pays, les habitants ont comme ressources le travail des mines et l'industrie de la clouterie. Les forges des cloutiers ont leur feu alimenté par l'air que l'eau pousse en se précipitant dans une *trompe* ou tronc d'arbre posé suivant sa longueur et plongeant perpendiculairement dans un tonneau. Un autre tube remonte de la partie supérieure de ce tonneau et se dirige, par son extrémité libre, tout près du foyer. Le soufflet de la forge est, ainsi, toujours en activité.

§ II.

Les promenades suivantes obligent le touriste à sortir de la vallée de La Motte. Elles sont plus longues que les précédentes, sans imposer, toutefois, une grande fatigue.

Marcieu. — Cette course, de trois heures, ne peut pas se faire en voiture. Au pied du Sénèpe, et, par conséquent, en face de la terrasse du Château, immédiatement après avoir traversé le ruisseau de Sagnereau, commence la route de Marcieu, suspendue pendant près de cinq kilomètres sur des précipices vertigineux. Lorsqu'on a atteint la plus haute partie de la route de Marcieu, l'œil plonge dans des abîmes au fond desquels roulent les eaux mugissantes du Drac encaissé par des rochers aux formes étranges, immenses et perpendiculaires.

Par une belle journée d'été, les dentelures de la Moucherolle, les cimes neigeuses qui étincellent dans le lointain, le Mont-Aiguille, qui profile dans l'espace sa masse aiguë et gigantesque, le ciel profond et pur, tout donne à ce paysage un caractère de magnificence incomparable.

Cette promenade à travers des mélèzes et des sapins qui partent du pied du Sénèpe et bordent la route est surtout préférée par les malades débilités et par ceux qui sont atteints d'affections chroniques des voies respiratoires. Le village de Marcieu n'offre rien de remarquable par lui-même. Les vestiges du château ont disparu.

En prolongeant la course durant une heure encore, on arrive à Mayres, où se trouve une source saline thermale à 32°, inexploitée. Elle contient 1.20 de sulfate de chaux et 1.25 de chlorure de sodium.

La Roche percée. 4 heures de distance. — On l'aperçoit du Château immédiatement au-dessus de La Motte-d'Aveillans. C'est un monolithe formé de calcaire aggloméré, et qui, de loin, présente la forme de la serre d'un aigle (1). Il repose sur la montagne où sont les carrières d'anthracite. Son ouverture a 5 mètres 50 cent. d'évasement ; la voûte a 3 mètres

(1) M. Dorgeval-Dubouchet lui trouve la configuration d'un dragon mordant sa queue ; M. Buissard le compare à un arc-de-triomphe naturel.

d'élévation. Le pilier de l'est a 3 mètres 30 cent. de tour et repose sur une base plus large que celui de l'ouest, qui a 26 mètres 35 cent. de circonférence.

Du sommet de la montagne, on découvre une vue splendide : toute la plaine de la Mateysine avec ses prairies et ses quatre lacs, les montagnes du Villard-Saint-Christophe, de Lavaldens, le Vaulnaveys, les villages de Pierre-Châtel au pied même de la montagne, Petit-Chet, la Traverse, Saint-Honorat, Saint-Théoffrey, Cholonges, Saint-Christophe, etc.; les chalets ou fruitières de Saint-Christophe se voient, à l'aide d'une bonne lunette d'approche, dans de magnifiques forêts de sapins ; on peut apercevoir les gras pâturages de la montagne où paissent de beaux et nombreux troupeaux de vaches.

§ III.

Nous arrivons aux excursions qui demandent une journée entière et qui ne peuvent être faites, à pied, que par les meilleurs marcheurs. Les mulets et les chevaux atteignent aisément la cime des montagnes.

Le Mont-Sénèpe. — Excursion de huit heures. Après avoir traversé le Sagnereau, on monte jusqu'au hameau des Côtes. Après deux heures de marche, on atteint une prairie à pente rapide, au sommet de laquelle on prend à droite un petit sentier qu'il faut suivre pendant une heure pour gagner le point culminant de la montagne dont l'élévation est de 1,138 mètres au-dessus de l'Etablissement, ou de près de 1,750 mètres au-dessus du niveau de la mer. De nombreux troupeaux paissent sur ce plateau gazonné qui leur offre un abondant pâturage ; des prairies, des bois-taillis, des forêts de sapins, une flore qui est une des plus riches et des plus variées des Alpes, une vue splendide qui s'étend : au nord, sur Grenoble et sa bastille, le massif de la Grande-Chartreuse, les collines d'Eybens, Chanrousse, le pic de Belledonne ; à l'est, sur l'Oisans et le Valbonnais ; au sud, sur le Mont-Aiguille ; et à l'ouest, sur le pic Saint-Michel, le Moucherotte, la Croix-Haute, l'Aurouse, l'Obiou, le Grand-Vehmont, la Moucherolle ; c'est plus qu'il n'en faut pour charmer et remettre de la fatigue éprouvée par l'ascension.

Les excursionistes doivent avoir soin de se pourvoir de provisions de bouche et de se munir de vêtements chauds.

On peut aussi gravir le Sénèpe, après l'avoir contourné à sa base, en passant aux Arnauds, au-dessus de Marcieu. La descente peut s'effectuer par là. Une grande et belle excursion consiste à revenir par Mayres, Saint-Arey et Prunières où se trouve une mine de sulfure de mercure aujourd'hui abandonnée, la Beaume, Cognet, Ponsonnas, La Mure, la Festinière et La Motte-d'Aveillans.

Monteynard et le Connex. — Excursion de huit heures également, aller et retour. On suit les raccourcis qui vont du Château au village de Monteynard, puis un chemin qui longe la montagne au-dessus du hameau des Blés et des Rippaux, ou bien on prend le chemin du Vivier ; puis, par une coursière qui est à cent mètres environ, plus haut, on gagne le Mollard, et par des pentes de plus en plus abruptes on arrive au sommet de la montagne. Son élévation est de 1,013 mètres au-dessus de l'Etablissement, ou de 1,700 mètres au-dessus du niveau de la mer. Deux petits lacs offrent, sur le Connex, une ressource aux troupeaux qui paissent là pendant tout l'été.

La vue embrasse un immense espace, découvre un océan de montagnes et des vallons à l'infini : Grenoble, une partie de la vallée du Graisivaudan, toute la Mateysine, le Vaulnaveys, et Lavaldens, l'entrée de la vallée de l'Oisans, le cours de la Romanche, celui du Drac et presque toutes les cimes aperçues déjà du Sénèpe.

On peut redescendre par les villages de Saint-Jean, de Notre-Dame-de-Vaux, de Majeuil et du Villard ; mais cette voie est la plus longue.

Saint-Martin-le-Haut. — Le hameau de Saint-Martin-le-Haut ou de la Montagne s'aperçoit lorsqu'on gravit le Sénèpe, en haut du vallon de Sagnereau. On peut suivre, en partie, le lit de ce torrent pour se rendre à ce point élevé : on revient par les fermes et les charbonnières, ou bien en suivant les crêtes du Sagnereau. Cette excursion attrayante, mais un peu pénible, se fait en trois heures et demie.

Le Mont-Sagnereau. — L'ascension de cette montagne, au pied de laquelle se trouve la petite église de Saint-Martin, est assez difficile. On gravit un sentier entre l'église et la tuilerie, et on gagne, en deux heures, par des chemins qui rampent aux flancs de la montagne, le sommet d'où la vue est fort belle. C'est de ce point que l'on découvre le mieux la vallée de La Motte dans son ensemble.

§ IV.

Les courses suivantes se font, de préférence, en voiture :

La Mure, La Salette, la vallée de la Mateysine, Laffrey et les Quatre Lacs. — On se rend en une heure et demie de La Motte à La Mure. Après avoir passé Aveillans et le col de la Festinière, et laissé sur la droite une belle forêt de sapins connue sous le nom de *Bois noir,* on aperçoit du même côté le Peychagnard, hameau de la commune de Susville, où sont les mines d'anthracite en exploitation; plus loin, une carrière de marbre, et, à l'entrée de La Mure, un bel établissement de marbrerie.

La Mure, ancienne place forte au temps des guerres religieuses, offre aujourd'hui l'aspect d'une petite ville essentiellement industrielle et commerçante. Les grains, la laine et les cuirs, les gants, sont l'objet d'un trafic très-actif.

La route de Gap à Pont-Haut, village situé sur le torrent de la Bonne, présente un admirable point de vue. Le pont de Mens, à 2 kilomètres de La Mure, est une merveille de hardiesse et d'élégance. Il est jeté sur le confluent du Drac et de la Bonne.

C'est à La Mure que se trouve le dernier relais pour Corps et *La Salette*, lieu de pèlerinage aujourd'hui célèbre, et où l'on peut se rendre à pied, en coupant à travers la montagne.

On revient de La Mure par Pierre-Châtel. On rencontre successivement le lac de ce nom, le lac de Petit-Chet; on se dirige jusqu'à Laffrey, où l'on peut lire, sur un marbre noir, cette inscription qui rappelle la halte forcée que fit Napoléon Ier à son retour de l'île d'Elbe : « Soldats! je suis votre Empereur, ne me reconnaissez-vous pas? S'il en est un parmi vous qui veuille tuer son général, me voilà. » (7 mars 1815.)

Le lac de Laffrey est le plus grand des quatre lacs de la région. Après une promenade de trois quarts d'heure, on se trouve en face du lac *Mort*, dont le nom doit être attribué à ce que sa surface toujours unie ne présente jamais la moindre ondulation. Le château, qui appartient à M. Louis Penet, ainsi que le lac sur les bords duquel il est pittoresquement placé, donne à tout le paysage un charme enchanteur.

En gravissant un monticule placé à gauche, on découvre de la partie culminante ou *point de vue* : la Romanche, Vizille et son château, le Drac, l'Isère, Grenoble, Voreppe, Voiron, le Sappey, le Grand-Som.

Le retour à La Motte se fait par Saint-Jean et Notre-Dame-de-Vaulx. Cette excursion, telle que nous venons de la décrire, est très-étendue. Généralement elle est scindée en deux parties : la course de La Mure, et celle de Laffrey et des lacs.

Oriol, Mens, etc. — De La Mure on peut aller visiter :

1° Les *sources acidules ferrugineuses d'Oriol*. Une journée en passant par le pont de Cognet ou par celui de Pont-Haut, par Saint-Jean-d'Hérans où l'on doit changer de cheval pour laisser reposer celui qui est venu de La Motte.

2° *Mens,* chef-lieu de canton, recommandable par son important commerce de grains et de bestiaux, ses fabriques de grosse toile et de clouterie.

3° *Le Valbonnais et le Valjouffrey,* vallons alpestres qui tirent leur nom de deux bourgs dépendant du canton d'Entraigues. Chacune de ces excursions exige douze heures environ, depuis La Motte.

Vizille, Uriage. — Vizille (castra Vizilliæ), remarquable par l'activité de son industrie et la richess de son sol, est une jolie petite ville construite sur la rive droite de la Romanche. On y admire son château, qui existait dès le xe siècle, situé sur le rocher qui sépare la route de Grenoble de la vallée de Vaulnaveys (vallée du Vaisseau). Ancienne possession des Dauphins, il devint, au xvie siècle, pendant les guerres de religion, alternativement la proie des catholiques et des protestants, et il fut donné par Henri IV à son connétable Bonnes, duc de Lesdiguières. Vizille est considéré comme le berceau de notre grande Révolution française. L'Assemblée des notables y fut convoquée en 1789 sous la présidence du comte de Morges.

Des peintures historiques, très-belles, ont échappé, en petit nombre, à un incendie qui détruisit une partie du château acquis en 1775 par Claude Perier, père de Casimir Perier. Cette illustre famille s'est appliquée à effacer les traces du sinistre ; elle a reconstruit et a embelli le château, son parc et les bassins où jaillissent de magnifiques eaux.

De *Vizille*, on se rend à *Uriage* en une heure.

L'établissement thermal d'Uriage, un des plus beaux de France, soumis à l'inspectorat de notre collègue et ami le docteur Doyon, le château de M. de Saint-Ferriol, le créateur d'Uriage, dont la gracieuse hospitalité rend accessibles une intéressante galerie d'antiquités égyptiennes et grecques, et une jolie collection de statuettes, la statue allégorique du *Géant des Alpes*, due au ciseau de M. Sappey, de Grenoble, toutes ces choses méritent d'être signalées.

Cette excursion ne peut être faite en un jour. Il faut y consacrer une journée et demie.

La *Fontaine ardente*. — Une journée à pied, en revenant par la même route directe, ou en voiture, par Vif.

Après avoir traversé la passerelle jetée sur le Drac, tout près des sources thermales, on gravit les lacets qui conduisent à Avignonnet. Entre le château actuel et les ruines d'un vieux manoir, rendez-vous de chasse des Dauphins, on prend un chemin qui conduit jusqu'au 25e kilomètre dans la direction de Grenoble.

On laisse Saint-Martin-de-la-Cluse sur la droite, on tourne à gauche quand on est arrivé à une auberge ayant pour enseigne : *A la Fontaine ardente;* on traverse le torrent de la Gresse, on monte le côté opposé jusqu'à une ferme appelée Miribel, on atteint le bord d'un ravin qui dépend du hameau de la Pierre, et c'est au fond de ce ravin, dans le lit même du ruisseau, que l'on voit s'élancer des jets de feu d'un mètre d'élévation, dus à la combustion du gaz hydrogène carboné se dégageant d'un terrain marneux, à travers les fissures d'un *schiste calcaire à lucines*.

« La flamme est bleuâtre à certains endroits, rouge dans d'autres, et si vive surtout quand le temps est pluvieux et que la nuit est obscure, qu'elle éclaire les montagnes voisines.

« La production de ce gaz est très-probablement due à la réaction des pyrites sur les calcaires bitumineux que ce terrain renferme à une profondeur plus ou moins considérable : d'où absence de son apparition lorsque, après de longues sécheresses, la terre ne contient plus l'humidité nécessaire à la réaction indiquée. » (Dorgeval-Dubouchet, ouv. cité.)

Il a fallu cinq heures pour arriver à la fontaine ardente.

On est alors à 7 kilomètres de Vif. On traverse successivement les hameaux de Saint-Barthélemy, du Rocher, des Saillants où l'on franchit le torrent de la Gresse.

A Vif, on peut attendre le passage de la diligence de La Motte, qui ramène les touristes à l'Etablissement.

L'excursion peut encore se faire directement en voiture, en allant et en revenant par Vif.

Le Monestier-de-Clermont, le Rocher inaccessible ou *Mont-Aiguille.* — Une journée et demie.

Le Mont-Aiguille est classé, avec la *Fontaine ardente*, parmi les merveilles du Dauphiné.

On gagne le Monestier par la petite passerelle d'Avignonnet, que l'on a traversée pour faire la précédente excursion, par *Sinard*, par le hameau du *Collet*, qui prend son nom du *col* servant de passage du bassin du Drac à celui de la Gresse. On visite, au Monestier-de-Clermont, les sources d'eau gazeuse alcaline situées au bas d'un coteau que traverse la route de Grenoble à Marseille par la Croix-Haute. Si l'on est venu à pied, on peut prendre des montures au Monestier ; on passe par le village de Saint-Michel, et en quatre heures on arrive à un chalet où l'on doit laisser les chevaux. De là, il faut encore une heure et demie pour gravir jusqu'aux premiers gradins du rocher.

Le *Mont Aiguille (mons Aquilæ*, mont de l'Aigle), situé entre les communes de Chichilianne et de Trézanne-les-Portes, a une hauteur de 1,457 mètres. Il est formé de couches calcaires à peu près horizontales. Sa forme générale est trapézoïdale ; son plateau, recouvert d'une belle prairie, offre la figure d'un parallélogramme. Son ascension a été tentée deux fois, au milieu des plus grands périls, en 1492 et en 1834.

Le plateau n'a pas été dépassé. La première fois, on y trouva un troupeau de chamois dont on ne put expliquer la présence qu'en admettant un retrait brusque ou éboulement des terres argileuses qui reliaient le rocher à la chaîne de montagnes dont il n'est séparé que de 500 mètres.

Depuis, toutes les nouvelles tentatives pour le gravir n'ont pas abouti à dépasser les premiers gradins du gigantesque rocher.

La journée a été assez fatigante pour qu'il soit prudent, au retour, de se reposer au Monestier-de-Clermont et d'y passer la nuit.

Nous avons indiqué les principaux buts d'excursion; mais le touriste intrépide peut s'en proposer cent autres aussi attrayants, d'une exécution plus ou moins facile, et à propos desquels le guide diamant *Dauphiné-Savoie*, d'A. Joanne devra être consulté avec utilité.

Le baigneur d'humeur moins entreprenante trouvera, à l'Etablissement, des montures, chevaux, mulets, ânes, ou des voitures à volonté, pour faire toutes les courses que nous avons signalées.

Appendice pour les renseignements.

Une *chapelle* dépend du château. Un aumônier attaché à l'Etablissement y dit régulièrement la messe, durant toute la saison, le dimanche et le jeudi.

Logement. — On trouve, dans le château, des chambres depuis 1 fr. 50 c. jusqu'à 3 fr. par jour, à un lit; et depuis 2 fr. 50 c. jusqu'à 6 fr., à deux ou plusieurs lits supplémentaires (1).

Un tarif étant affiché dans l'Etablissement, on est, ainsi, à l'abri de toute surprise ou de toute contestation.

---

(1) Des améliorations importantes sont en cours d'exécution : les chambres sont remises à neuf, les lits sont pourvus de sommiers, etc.

Le prix des chambres de l'hôtel du Bois est encore moins élevé.

Bibliothèque. — Les baigneurs trouveront au château un choix de livres en location et diverses fournitures de bureau.

Les dames pourront s'y procurer aussi les objets de mercerie dont elles auraient besoin.

Restaurant. — Situé dans le château même, il offre aux baigneurs les avantages de la table d'hôte (1) à 10 heures du matin et à 5 heures du soir, et la commodité du service à la carte.

Un vaste et beau salon, où s'entend de la musique à peu près chaque soir, où l'on danse deux fois, au moins, par semaine, de petits salons de conversation, un jeu de boules, un billard, d'autres jeux variés, un salon de lecture qui sert également de salle d'attente pour les baigneurs, tels sont les moyens de distraction qui sont offerts aux hôtes de La Motte, dans l'intérieur même du château.

On trouve à acheter, dans l'Établissement, la *pique ferrée*, nécessaire pour gravir les montagnes.

---

(1) Il y a deux tables d'hôte : l'une est à 5 fr. 50, et l'autre à 4 fr. par jour. L'eau acidule ferrugineuse d'Oriol, que nous prescrivons très-habituellement comme eau de table, coûte 30 centimes la bouteille.

Nous venons de démontrer combien, à La Motte, le touriste, le paysagiste, le peintre pouvaient donner ample satisfaction à leurs goûts.

Dans le chapitre suivant, nous dirons quelques mots sur les ressources offertes aux recherches scientifiques du naturaliste dans tout le bassin de La Motte et dans ses environs.

DEUXIEME PARTIE.

La Motte-les-Bains, station thermale.

ALTITUDE. — MÉTÉOROLOGIE. — GÉOLOGIE. — BOTANIQUE. — CONSTITUTION MÉDICALE DU PAYS. — COMPOSITION CHIMIQUE. — PRINCIPES MINÉRALISATEURS. — INSTALLATION BALNÉAIRE.

§ I. — Altitude.

L'élévation du château de La Motte est de 600 mètres au-dessus du niveau de la mer.

Monteynard, en l'abritant contre les vents du Nord, y maintient une égalité remarquable de température. L'été y est magnifique.

§ II. — Météorologie et constitution atmosphérique.

Le résumé de nos observations météorologiques des cinq dernières années (1868-69-70-71-72) fournit les chiffres suivants :

	Thermomètre.	Baromètre.	Hygromètre.	Temps.	
	—	—	—	—	
Maximum.	29° c.	721mm	52°	Beau....	270 jours.
Minimum.	14° c.	710mm	14°	Nuageux.	172 jours.
Moyenne..	21° c.	715mm	36°	Pluvieux.	70 jours.
					512 jours.

L'examen ozonoscopique a constamment indiqué la présence de l'ozone. Il a donné :

	Pour le jour.	Pour la nuit.
	—	—
Maximum...........	8.5	9.5
Minimum...........	1.2	1.
Moyenne...........	4.85	5.12

L'absence presque absolue de serein, la rareté des rosées, et, par conséquent, le défaut d'humidité constituent un fait encore inexpliqué jusqu'à ce jour, mais très-favorable aux baigneurs.

Ce phénomène a été constaté par tous les médecins et les ingénieurs qui sont venus à La Motte (1). Il a

(1) Il serait expliqué, en partie, par la théorie sur les marées atmosphériques de notre ancien professeur de minéralogie à la

été relaté dans toutes les notices qui ont été publiées sur les Eaux thermales de cette contrée, depuis Nicolas, Bailly jusqu'à nos jours.

§ III. — Géologie.

La Motte se trouve à la limite des formations secondaires et des terrains cristallins.

Les grès à anthracite qui constituent la base des montagnes du bassin de La Motte reposent immédiatement sur les terrains cristallisés ; ils montrent des empreintes de plantes fossiles, telles que : prêles, fougères, etc. Ceux de La Mure occupent une étendue de 21 kilom. carrés. Les exploitations les plus importantes sont, avons-nous dit, celles du Peychagnard et de La Motte-d'Aveillans. A la base du *lias* qui entoure, de toutes parts, les massifs de terrains cristallisés, on trouve, à quelque distance de La Motte, sur les gneiss

---

Faculté des sciences de Lyon, Fournet : il y a, suivant lui, des alternatives de courant ascendant diurne et de courant descendant nocturne. L'échauffement des cimes par le soleil levant détermine un courant ascendant, tandis que l'échauffement de la plaine, plus considérable, dans la journée, que celui de la montagne, détermine, vers le soir, un courant descendant. Lorsque le soleil disparaît à La Motte, la marée atmosphérique s'abaisse vers le torrent, entraînant toutes les vapeurs dans son mouvement, de telle sorte qu'il ne reste plus qu'un air sec sur le monticule où repose le château. — Cette explication, assez plausible, est acceptée par M. Dorgeval-Dubouchet.

et les schistes talqueux, des calcaires dolomitiques quelquefois transformés en cargneules : des ammonites, dès bélemnites, des gryphées arquées constituent les fossiles les plus remarquables.

Du côté de Valbonnais, de Valjouffrey, de la Salette, on exploite comme ardoises les schistes argilo-calcaires du lias, et des pierres plates appelées *lauzes*, empruntées aux couches de structure feuilletée.

A Cognet, près La Mure, dans le ravin du Grand-Riou, près d'Entraigues, et aux environs d'Oriol, on rencontre des gisements de gypse entre des couches de calcaires dolomitiques.

Ces amas de gypse, assez ordinaires dans le terrain du lias, présentent quelquefois de l'anhydrite dans leur partie centrale.

On voit, à la Fayolle, près Laffrey, des filons métallifères qui renferment de la blende, du fer spathique, de la galène, et, près de Valbonnais, un gîte de sulfo-antimoniure de nickel. M. l'ingénieur Gueymard a signalé des traces de platine dans les cuivres gris, les bournonites, les pyrites de fer, dans des roches stratifiées diverses, même dans les alluvions et les sables du Drac.

Le gîte aurifère de la *Californie*, près du château de la Motte, était un filon, aujourd'hui inexploité, de quartz encaissé dans le calcaire et le gneiss, et contenant de très-petites quantités d'or natif.

Le terrain tertiaire inférieur manque à peu près absolument dans la contrée.

Le tertiaire moyen (sable, gravier), se trouve fréquemment à l'état de poudingue ou nagelflue.

Quelques dépôts erratiques s'observent à La Motte et dans ses environs.

§ IV. — Végétation.

Les docteurs Hervier et Saint-Lager ont avancé, dans un excellent guide (ouv. cité), « que la constitution géologique du sol n'a pas, au point de vue de la géographie botanique, une aussi grande importance qu'on l'a supposé.

« En effet, les mêmes plantes croissent également sur les sommets calcaires et sur les montagnes granitiques situées à la même hauteur.

« Les conditions qui déterminent les gisements végétaux sont : 1° l'altitude ; 2° les propriétés physiques du sol résultant de l'exposition, du degré d'humidité et de sécheresse, de la consistance des terrains, etc. »

Le pays est malsain s'il produit des plantes aquatiques. Si les végétaux qui y prospèrent poussent, d'ordinaire, sur un sol sec, pierreux, calcaire, le climat est salubre.

Or, à la Motte, la flore, très-riche, très-belle, très-variée, n'offre aucune plante appartenant au sol marécageux.

Il n'en est pas ainsi de la vallée de la Mateysine,

qui est une contrée palustre, surtout entre Laffrey et La Mure.

Nous renvoyons, pour les détails botaniques et pour l'histoire naturelle, aux ouvrages de Villars, de Mutel *(Flore du Dauphiné)*, à la Statistique botanique du département de l'Isère, par Albin Gras, à la description des mollusques fluviatiles et terrestres de l'Isère, du même auteur, à la Notice sur les chéloniens, sauriens, batraciens et ophidiens, de M. Guillot, etc., au Guide de Dorgeval-Dubouchet, et surtout au livre de MM. Hervier et Saint-Lager (ouv. cité).

Les conifères se rencontrent dans les régions élevées ; mais la culture des céréales qui est poussée jusque sur les flancs du Sénèpe, les vertes prairies, les arbres à fruits (noyers, pommiers, poiriers), les mûriers, la vigne, indiquent toute la fertilité du sol, jointe aux bonnes conditions de température.

§ V. — Constitution médicale.

De l'étude du sol et de la végétation ressort celle de la constitution médicale du pays, avant, pendant et après la saison des Eaux.

Au printemps, les fièvres éruptives, les fièvres typhoïdes se montrent en petit nombre.

L'été, on voit encore quelques varioles, des diarrhées, la dyssenterie.

En automne et en hiver, mon confrère et ami, le docteur Bergeret, médecin des Mines, à l'obligeance duquel je dois ces renseignements, est appelé à soigner les maladies aiguës des voies respiratoires (bronchites, pneumonies, pleurésies), des rhumatismes, des albuminuries, toutes maladies *a frigore* fréquentes chez les mineurs.

La fièvre intermittente est à peu près inconnue dans la vallée même de La Motte ; ce qui s'explique par l'absence d'eaux stagnantes et d'influences paludéennes.

§ VI. — Analyse. Composition chimique.

A. — *Caractères physiques.* — Nous avons déjà dit que la température de l'Eau de La Motte, prise aux sources thermales, est de 60°.

Sa pesanteur spécifique est de 1010,929^{mm}.

Sa saveur est saline, elle est sans odeur, limpide ; elle laisse dans les vases et aux joints des conduites qui servent à son transport jusqu'à l'établissement, un dépôt abondant de sels dont l'analyse suivante précisera la nature :

B. — *Analyse chimique de l'Eau de La Motte*, d'après O. Henry (modifiée par la découverte récente de plusieurs principes minéralisateurs) :

	Source du puits.	Source de la Dame.
	—	—
	Sur 1,000 gr.	Sur 1,000 gr.
Acide carbonique....................	Quantité indéterminée.	
Carbonate de chaux / — de magnésie (primitivement à l'état de bi-sels.)	0,80	0,64
— de lithine................	0,10	0,06
Sulfate de chaux	1,65	1,40
— de magnésie	0,12	0,10
— de soude anhydre............	0,77	0,67
Chlorure de sodium	3,80	3,56
— de magnésium.............	0,14	0,12
— de potassium	0,06	0,05
Bromures alcalins	0,02	traces sensibles.
Iodures alcalins.................	traces sensibles.	id.
Silicate d'alumine	0,02	0,05
Crénate et carbonate de fer..........	0,02	0,014
Manganèse	traces.	traces.
Arsenic, à l'état d'arsinite de fer......	0,001	0,001
Total.......	7,501	6,665

Des analyses avaient été faites en 1777 par Binelli et Nicolas, en 1806 par Bilon et Barral, en 1830 par le docteur Billerey. Mais on ne peut accorder quelque valeur qu'à celles de MM. Gueymard et Breton, en 1836, de M. Leroy, en 1839, de V. Bally et de Ossian Henry, en 1841. Depuis cette dernière analyse, M. Chevallier a reconnu dans les dépôts formés et dans le résidu de l'évaporation de l'eau minérale, et MM. Buissard et Breton après lui, la présence de l'arsenic. Ils ont, en outre, constaté des traces très-sensibles d'iode. Enfin, nous-même, nous avons recherché et trouvé le carbonate de lithine à dose un peu moindre, il est vrai, que les autres carbonates qui sont primitivement à l'état de bi-sels, mais bien suffisante pour qu'il puisse être facilement apprécié quantitativement.

Les chlorures sodique, magnésien et potassique, le sulfate de chaux, les carbonates alcalins, les bromures et iodures alcalins, le fer, le manganèse et l'arsenic, tel est l'ensemble des sels qui constituent une masse de 7 grammes et demi par litre d'Eau de La Motte.

Le chlorure de sodium seul, pour sa part, y entre pour la quantité de près de 4 grammes par litre (1).

Voici, d'autre part, l'analyse de l'eau acidule ferrugineuse froide d'Oriol, dont nos malades font un très-grand usage, et celle de l'eau alcaline de Monestier-de-Clermont, un peu moins employée.

c. — *Analyse chimique de l'Eau d'Oriol*, d'après O. Henry (1859) :

	Sur 1,000 gr.
Acide carbonique libre	0 lit. 081
Bicarbonate de chaux / — de magnésie	1 gr. 150
— de soude	0 100
— de protoxyde de fer	0 046
— de manganèse	sensible.

(1) D'après cette analyse, on voit que les Eaux de La Motte doivent être classées parmi les eaux thermales salines mixtes *bromo-chlorurées sodiques*. La plupart de celles qui sont plus riches en sels chlorurés sodiques sont froides.

Principe arsenical et iode	non douteux.
Sulfate de soude — de chaux — de magnésie	0 170
Chlorure de sodium — de magnésium	0 014
Silice, alumine Matière organique	0 020
Total	1 gr. 500

D. — *Analyse chimique de l'Eau gazeuse alcaline de Monestier-de-Clermont*, d'après Leroy :

	Sur 1,000 gr.
Acide carbonique libre	0 lit. 492
— demi combiné	0 982
Azote	0 024
Bicarbonate de soude	0 gr. 794
— de chaux	0 886
— de magnésie	0 547
— de fer	traces.
Silicate d'alumine	0 033
— de chaux — de soude	traces.
Chlorure de sodium	0 050
Sulfate de soude	0 333
— de chaux	0 015
— de magnésie	0 016
Total	2 gr. 674

L'importance de ces eaux comme auxiliaires très-utiles de l'eau thermale de La Motte résulte de leur analyse même. La première convient dans la chlorose, l'anémie, dans un grand nombre de maladies chroniques compliquées de débilité générale, la seconde est indiquée dans les troubles des voies digestives.

§ VII. — Installation balnéaire. Appareils.

Nous avons dit un mot (chap. I.) de la puissante machine hydraulique mue par la chûte des ruisseaux de La Motte et qui élève, en 24 heures, près de 4,000 hectolitres d'eau. Cette machine aspirante et foulante, dont on peut lire la description détaillée, avec figures, dans l'ouvrage de Dorgeval-Dubouchet, se compose de six cylindres où agit l'eau froide de la cascade comme force motrice, et de six autres cylindres d'un diamètre moindre où l'eau chaude est aspirée de la source, puis refoulée jusqu'à l'établissement, à une hauteur de deux cent quatre-vingt-trois mètres, dans des tuyaux en fonte dont la longueur, depuis la source jusqu'au réservoir est de près de mille neuf cents mètres (1)

(1) M. le docteur Donné compare cette machine à l'organe central de la circulation. « Ce serait, suivant lui, une sorte de cœur dont les contractions aspirent, d'un côté, l'eau naturelle et lancent, de l'autre, l'eau minérale; les tubes d'eau froide représentent les veines, et les tubes d'eau chaude les artères de ce cœur formé par les pompes : l'établissement est le corps de ce vaste appareil auquel aboutit la circulation. »

Après ce long parcours, l'eau minérale a perdu plus ou moins de son calorique suivant l'élévation de la température. Il y a quelques années, elle ne marquait que 38 à 39° au thermomètre ; les tuyaux étaient enfouis dans le sol. Depuis qu'ils ont été mis à découvert, les rayons solaires, durant les chaudes journées d'été, maintiennent à 48° le calorique de l'eau dans les tuyaux. Afin de la réchauffer, on lui fait parcourir, avant son entrée dans le bassin, un serpentin de 35 mètres de long, replié 7 fois sur lui-même et placé sur un foyer constamment entretenu. La température que l'eau avait à son émergence lui est ainsi rendue, sans que sa minéralisation ait été modifiée, puisque l'eau de La Motte n'est pas gazeuse et qu'elle ne tient en dissolution que des sels fixes (1).

Le réservoir placé au centre du bâtiment thermal peut contenir 2,500 hectolitres.

---

(1) C'est cette propriété qui a surtout été signalée par M. Comandré dans son livre : *des eaux minérales salines de La Motte transportées*, 1870.

Se fondant sur ce fait qu'elle ne perd rien au transport, M. Berriat, ancien maire de Grenoble, avait conçu le projet de faire venir l'eau de La Motte à Grenoble pour y créer un vaste établissement d'hiver et d'été. Une assez vive polémique s'engagea, à cette occasion, entre cet honorable magistrat et la société des Eaux de La Motte. Ce projet n'a point abouti, heureusement pour les malades. On peut lire son mémoire intitulé : *Conduite des Eaux de La Motte jusque dans Grenoble et considérations sur l'Etablissement thermal civil et militaire dont cette ville pourrait être dotée.* Par H. Berriat, ancien maire, commandeur de la Légion d'honneur.

Un autre, situé dans la cour intérieure du château contient de 600 à 700 hectolitres d'eau minérale refroidie.

Les cabinets de *bains* situés à la galerie du premier étage et les cabinets de *douches* qui sont au rez-de-chaussée reçoivent chacun trois conduits : le premier d'eau minérale chaude, le second d'eau minérale refroidie, le troisième d'eau douce froide.

A l'entrée de la première galerie se trouve la *buvette* dont l'accès est libre pour tout le monde, sans rémunération.

Bains. — Les cabinets de bains sont au nombre de dix-huit avec 25 ou 26 baignoires (1). Douze sont pourvues d'un appareil pour les douches vaginales. Cet appareil consiste en une caisse en zinc remplie d'eau minérale, à la température du bain. De sa base part un tube flexible, de $1^{m}50$ de longueur, muni d'un robinet et terminé par un embout métallique, auquel s'adapte une canule à injection.

La durée de la douche, la force d'impulsion et le volume du liquide peuvent être, de la sorte, modifiés à volonté.

Douches. — La galerie du rez-de-chaussée contient :

---

(1) La plupart des baignoires sont renouvelées cette année.

1° Neuf cabinets, pour douches ordinaires ou grandes douches, douches-bains, douches locales, douches écossaises. Ces cabinets sont vastes et contiennent une baignoire dans laquelle le malade est habituellement placé. Diverses espèces de jets peuvent s'adapter aux conduits d'Eau minérale chaude et froide, d'eau douce, qui se rendent dans chacun des cabinets ;

2° Une salle garnie de gradins ou *vaporarium*, servant à la fois d'étuve et de salle d'aspiration. L'hydro-pulvérisation s'y fait à l'aide d'un jet d'eau thermale qu'une forte pression lance à travers les trous d'un diaphragme métallique.

L'eau se brise en poussière contre les parois résistantes et se répand en vapeurs dans la salle.

Le bain de vapeur peut facilement être précédé ou suivi d'une douche, suivant les indications ; car le vaporarium communique avec deux salles de douches ;

3° Un cabinet pour douches de vapeur ;

4° Un cabinet pour douches de vapeurs aromatiques ;

5° Un cabinet pour bains de vapeur en caisse ;

6° Un autre pour douches écossaises, douches au panier, etc. ;

7° Un cabinet pour les douches capillaires, des yeux, des oreilles, et servant aussi de salle où s'administrent les pédiluves ;

8° Des appareils avec siéges pour les douches ascendantes anales ;

9° Divers autres appareils pour les douches locales, applicables aux cas spéciaux, se trouvent encore dans l'Etablissement.

Enfin, une piscine située à l'entrée du jardin, au-dessous de l'Etablissement, est en ce moment en construction. Elle devra pouvoir contenir de 15 à 20 baigneurs à la fois.

Il ressort de cet exposé que l'Eau de La Motte se prend en boisson et s'administre en bains de durée plus ou moins longue et à toute température, en demi-bains, manuluves, pédiluves, en lotions, massage, sudation, douches de vapeur, douches tempérées, douches chaudes et froides, douches froides, écossaises, douches locales, capillaires, ascendantes anales, vaginales, en inhalations d'eau poudroyée, etc., etc.

Dans le chapitre suivant nous étudierons le mode d'action de ces différentes formes de l'application balnéo-thérapique de l'Eau de La Motte.

TROISIÈME PARTIE.

La Motte-les-Bains sous le rapport médical.

ACTION PHYSIOLOGIQUE. — ACTION THÉRAPEUTIQUE. — MODE D'ADMINISTRATION. — MALADIES TRAITÉES A LA MOTTE. — INDICATIONS ET CONTRE-INDICATIONS. — CURE THERMALE.

§ I.

A. *Action physiologique sur les végétaux et les animaux.* — L'influence de l'eau de La Motte sur les végétaux est manifeste. Il est facile de s'en convaincre en jetant un coup d'œil dans le parc sur la partie de la prairie qui est spécialement arrosée par l'écoulement des eaux ayant servi aux bains et aux douches. Dans ces points, la végétation est activée, le coloris des plantes est plus brillant.

Cette influence n'est pas moins marquée sur les animaux. Les herbivores la boivent avec une certaine avidité, et lorsqu'ils ont été surmenés, l'usage de l'eau leur rend rapidement leurs forces, leur embonpoint et le lustre de leur poil. Leurs plaies se cicatrisent à vue d'œil, leurs ulcères se transforment rapidement, l'engorgement des boulets, les nerf-férures, les entorses, etc., se guérissent plus vîte par l'action de l'eau minérale en bains ou en lotions.

B. *Action physiologique sur l'homme. — Action thérapeutique. — Mode d'administration.* — Nous avons dit précédemment que l'eau en boisson n'avait point de saveur désagréable. Son goût, légèrement salin, sans être amer, est identiquement le même à la source ou après deux ans de conservation en bouteille.

Les effets ne diffèrent point : cependant, nous attachons à la thermalité assez d'importance pour affirmer qu'il est préférable de prendre l'eau chaude en boisson, à la buvette.

Habituellement, on la fait boire à la dose de 3 ou 4 verres, à dix minutes de distance les uns des autres.

On obtient des effets sinon purgatifs, du moins laxatifs, par l'administration coup sur coup de 4 ou 8 verrées d'eau minérale.

La constipation se combat aisément par l'addition

d'une demi-verrée de lait ou de petit lait à une verrée et demie d'eau thermale.

A la dose d'une verrée à une verrée et demie prise en deux ou trois fois, elle stimule l'appétit.

Son action tonique et reconstituante ressort de sa composition minérale (fer, manganèse, arsenic, iode).

Par demi-verrée ou par tiers de verrée, de quart-d'heure en quart-d'heure ou de demi-heure en demi-heure, on obtient des effets altérants incontestables, sans déperdition des forces.

Relativement à l'action physiologique du chlorure de sodium (1), nous citerons l'opinion des savants auteurs du *Traité général et pratique des Eaux minérales*, MM. Pétrequin et Socquet : « A doses inférieures à 6 grammes, pris à la fois, ce sel aiguise l'appétit et augmente la nutrition sans augmenter la masse du corps. Absorbé, il devient éminemment diurétique et se trouve éliminé presque en totalité par les reins. Par son action dissolvante sur la fibrine et l'albumine, il rend le sang moins coagulable, active toutes les sécrétions, et tend à détruire les dépôts albumineux. »

Les chlorures de magnésium, de potassium, par leur analogie avec le sel marin, ne font qu'accroître son action.

---

(1) Si bien mise en relief également par les beaux travaux de M. le docteur Bergeret (de Saint-Léger), médecin de l'hôpital de Saint-Etienne. *Lyon médical*, 1871.

« Toutes les fois, dit M. Comandré (ouvrage cité), qu'une eau minérale produit un *remontement général* de l'organisme avant que son action se soit manifestée sur la maladie locale, l'on peut compter sur son action prophylactique.

« Ainsi, étant donné un sujet qui présente des symptômes généraux de l'affection scrofuleuse, soit même les caractères bien connus du simple lymphatisme, la peau se colore, l'abattement diminue, l'énergie locomotrice augmente, et les fonctions digestives sont plus actives. »

Nous ajouterons que, bien loin de produire des effets de surexcitation, l'eau thermale manifeste une action sédative très-précieuse dans la catégorie des maladies des femmes et des enfants que l'on traite à La Motte.

Employée en bains froids de courte durée, en frictions, en lotions, sous forme de douche rapide, l'eau de La Motte joint l'action hydrothérapique à l'action hydro-minérale. Sous son influence, les vaisseaux sanguins de la surface cutanée se contractent, et il se fait un reflux du sang vers les cavités splanchniques; effet très-prompt et qui ne dure que le temps même de la douche. Le courant sanguin se rétablit aussitôt en sens inverse, la peau, après avoir pâli, se congestionne immédiatement par suite du mouvement de réaction qui rappelle dans ses capillaires plus de sang qu'il n'en avait été refoulé dans ses viscères internes : la circulation périphérique est activée, et, cette accélération succédant à la stase sanguine dans beaucoup de maladies de nature primitivement congestive, favorise et harmonise mieux l'oxydation, la nutrition et la calorification.

On doit saisir les bons effets qui résultent de cette réaction sur l'état de la santé générale, à la condition que la douche, comparable à *la lame* de la mer, n'excède pas de 3 à 5 minutes. Les meilleurs résultats sont ainsi obtenus ; mais nous remarquerons, après beaucoup d'autres hydrologues, que la médication hydro-minérale, ainsi appliquée, constitue un traitement par le chaud plutôt que par le froid.

Le *bain frais* peut être plus prolongé, son action est moins perturbatrice et moins énergique. Il convient dans les névroses et les hyperesthésies, dans le plus grand nombre des paralysies, suite de congestion des centres nerveux.

Le *bain tempéré*, de 34° à 36°, facilite l'absorption et l'échange moléculaire entre le corps et les substances minéralisatrices. Il peut être prolongé au-delà d'une heure, et porté à deux heures, et plus, suivant les indications.

L'usage longtemps continué de ces bains, loin d'affaiblir, remonte, tonifie, sans cependant trop surexciter.

C'est surtout dans les affections hyperplastiques (engorgements, tumeurs) et dans l'interminable série des maladies de l'ordre gynécologique, qu'il est formellement indiqué.

Le *bain chaud*, pris à 40° et au-dessus, ne peut avoir qu'une durée restreinte. Il est sudorifique, facilite l'exhalation cutanée, et a une action révulsive, spoliative et perturbatrice, efficace contre la scrofule et ses manifestations, les scrofulides, les coxalgies, l'hydarthrose, la syphilis, les trajets fistuleux consécutifs aux lésions osseuses, contre les suites du traumatisme, en général, et surtout contre les accidents déterminés par les armes à feu.

Le *bain local*, les *demi-bains*, les *manuluves*, *pédiluves, lotions* et *cataplasmes* faits avec l'eau minérale, sont fréquemment employés.

Les *douches* constituent un des traitements les plus usités à La Motte.

La *douche chaude*, dont la température varie de 42° à 50°, est surtout administrée contre le rhumatisme ou dans tout autre état diathésique, afin d'obtenir une action périphérique, une expansion dans les réseaux capillaires de la peau, et consécutivement, une sudation abondante.

La chûte est d'environ cinq mètres 50 centimètres, la grosseur des jets varie à volonté, depuis 2 centimètres de diamètre jusqu'à la capillarité. Le malade, debout ou assis dans une baignoire, est frictionné et massé pendant la durée de la douche, qui est de 15 à 20 minutes, puis plongé pendant 3 à 5 minutes dans le bain, enfin essuyé dans des linges chauds, *emmaillotté* dans une couverture de laine, et rapidement transporté, en chaise, jusque dans son lit où la diaphorèse aidée par l'ingestion d'une ou de plusieurs verrées d'Eau thermale ne tarde pas à s'établir.

Les *douches tempérées,* de 30° à 40°, la *douche chaude et froide,* la *douche écossaise* produisent des effets sédatifs et toniques à la fois. Les organismes débilités en ressentent une stimulation douce et progressive ; le second mode de ces douches, surtout, atténue avantageusement la très-légère excitation que peut amener, parfois, le traitement thermal trop longtemps continué.

Les *douches locales* trouveront leur indication lorsqu'il s'agira d'obtenir la résolution et la révulsion ; par exemple : dans les tumeurs blanches, dans les arthrites chroniques, les hydarthroses, périostoses, exostoses, les atrophies, les paralysies locales, etc.

La douche *capillaire* est utile dans le traitement des yeux, du nez, de la bouche, des oreilles ; des trajets fistuleux, etc. La douche ascendante anale est appliquée dans le cas où il convient de combattre la constipation, de dériver sur les vaisseaux hémorrhoïdaux, et principalement dans cet état morbide qui se présente fréquemment à La Motte, la *pléthore abdominale.*

La *douche vaginale,* qui consiste dans les irrigations prises pendant la durée du bain, est excessivement usitée à La Motte. Nous n'avons pas à en faire valoir les avantages: la plupart des affections utérines réclament son emploi.

L'administration des bains ou douches de vapeur, des bains suivis ou précédés immédiatement de la douche trouve des indications nombreuses. — La *douche-bain* est un moyen extrêmement utile contre les affections des centres nerveux.

Dans ces cas, la douche est tempérée, de courte durée, et souvent donnée en deux temps, avant et après le bain. A la sortie du bain-douche, le massage et les frictions s'exercent activement sur les membres inférieurs.

La salle d'aspiration instituée en 1845 sur les indications du docteur Buissard, rend les plus grands services, en favorisant l'absorption de l'eau minérale poudroyée par la vaste surface pulmonaire.

L'hydro-pulvérisation a fait ses preuves, et ce n'est pas seulement dans les affections chroniques des voies respiratoires, mais bien dans tous les cas où une diathèse prononcée demande à être énergiquement combattue par les Eaux bromo-chlorurées sodiques, lorsqu'il s'agit, par conséquent, de mettre en jeu les grands appareils absorbants de l'économie que cette médication, associée aux autres modes balnéo-thérapiques, peut être appliquée avec un entier succès.

Si les Eaux minérales permettent au médecin d'obtenir des cures même inespérées dans la plupart des maladies chroniques, il faut savoir que ce n'est qu'au prix d'une attention soutenue, d'une observation exacte et d'une surveillance qui ne doit jamais être en défaut que ce résultat peut être atteint. Le praticien attaché à une station thermale ne doit recourir qu'avec une extrême prudence, surtout dans les maladies à origine congestive, à l'emploi simultané des procédés hydriatiques qui sont à sa disposition ; il lui faut, après mûre réflexion, combiner le traitement par l'emploi rationnel de méthodes variées et appropriées à chaque état morbide, en particulier, à l'idiosyncrasie, en un mot, du sujet soumis à son examen et à sa direction, non sans s'être préalablement éclairé des lumières qui peuvent lui être fournies par le médecin ordinaire.

Les propriétés thérapeutiques des Eaux de La Motte, mises à profit par les divers modes balnéothérapiques usités dans l'établissement, expliquent très-bien comment ces eaux répondent aux indications qui réclament l'emploi des médications *altérante, résolutive, tonique, substitutive, sédative, diurétique, purgative*, et surtout *diaphorétique,* par leur haute thermalité.

Mais ce qui, en dehors des spécialités d'action des Eaux de La Motte, distingue leur modalité thérapeutique, c'est qu'elles exercent une action générale et très-étendue sur l'organisme, sur la circulation capillaire, sur l'ensemble des appareils sécréteurs, sur les phénomènes internes de la nutrition.

Leur propriété éminemment *résolutive* et *altérante*, leur température, leur degré d'électrisation, la quantité de leurs principes salins propres à tonifier l'organisme et à provoquer des effets dérivatifs à la peau et sur le tube digestif, sur l'appareil uro-poïétique, la présence du sel marin, du brôme, de l'iode ; de l'arsenic, des bicarbonates alcalins, justifient leur puissance curative dans les engorgements viscéraux, dans les tumeurs, dans tous les cas où il y a hypergénèse, en même temps qu'appauvrissement de la constitution.

Les sulfates de soude et de magnésie, par leurs effets laxatifs, conviennent dans les obstructions intestinales qui compliquent si souvent les états morbides offerts par nos malades.

Le sulfate de chaux (1,65 par litre) a des propriétés anti-dartreuses et altérantes bien connues.

Le bromure de potassium intervient avec avantage pour apaiser l'excitation nerveuse, pour procurer le sommeil si utile dans les troubles de l'inervation. Les bicarbonates alcalins, de magnésie, de chaux, et surtout de lithine, ont des propriétés dialytiques incontestables dans le rhumatisme articulaire, la goutte, et tous ses dérivés. Il nous paraît inutile d'insister sur les propriétés fondantes et anti-strumeuses des bromures et des iodures, sur les vertus reconstituantes, anti-névrosiques et anti-périodiques de l'arsenic, sur l'importance de la présence du fer et du manganèse pour combattre les états chlorotique et anémique, cortège habituel des maladies des femmes.

§ II. — Maladies traitées à La Motte. Indications.

Il ressort, de ce qui précède, que les Eaux de La Motte sont indiquées dans tous les homœomorphismes qui, comme les *hypergénèses,* ne sont qu'une génération exagérée d'éléments des tissus constituants, et dont on peut, par les médications fondantes, enrayer la multiplication et amener la résorption.

La résolution des vieux *infarctus sanguins* qui se produisent dans les centres nerveux s'obtient, très-habituellement, au même titre que celle des éléments *hypertrophiques*.

Les Eaux de La Motte doivent encore être recommandées dans les altérations par substitution graisseuse (stéatôme) par résorption ou régression morbide des éléments anatomiques (atrophies partielles et générales) et dans les affections dont la lésion caractéristique est la production d'une matière amorphe, granuleuse, striée, fibroïde, à laquelle on a donné le nom de *sclérose*, comme la sclérose médullaire dans l'ataxie locomotrice.

D'une manière plus générale, elles conviennent dans les *dyscrasies*, dans les *cachexies*, dans ces états passifs de l'organisme désignés sous les noms de constitutionnels, de diathésiques : ainsi les diathèses *rhumatismale*, *arthritique*, *scrofuleuse*, *syphili-*

tique et même *herpétique*, quoique à un moindre degré, sont justiciables des Eaux de La Motte.

Le tableau suivant indiquera, sommairement, les maladies qui sont particulièrement traitées dans notre établissement thermal :

1° *Maladies de l'utérus et de ses annexes* (1).

2° *Rhumatisme* articulaire, musculaire, noueux, nerveux. Névralgies rhumatismales, sciatique.

3° *Goutte.*

4° *Maladies des centres nerveux.*

5° *Maladies du système lymphatique. Scrofule sous toutes ses formes.*

6° *Maladies des articulations. — Maladies des os.*

7° *Pléthore abdominale, obésité*, etc.

Ce cadre, quelque étendu qu'il soit, ne comprend pas un certain nombre de maladies accidentellement traitées et guéries à La Motte. Nous en dirons quelques mots plus loin.

---

(1) Nos prédécesseurs mettaient le rhumatisme en tête des maladies traitées à La Motte. Nous avons cru devoir intervertir l'ordre qu'ils avaient adopté, non point parce que nous méconnaissons l'importance de la médication thermale contre le Rhumatisme qui domine encore dans notre clinique des Eaux, cela tient surtout à ce que nous considérons l'Eau de La Motte comme un véritable spécifique contre les affections de l'ordre gynécologique.

La chronicité, voilà le premier caractère que doit présenter l'affection pour laquelle le baigneur se rend aux Eaux de La Motte.

1° MALADIE DE L'UTÉRUS ET DE SES ANNEXES.

La clinique des maladies de l'utérus et de ses annexes a été fort étendue, depuis que nous exerçons à La Motte.

Si nous avons observé le plus fréquemment de simples troubles menstruels (aménorrhée, dysménorrhée, compliquées de leucorrhée), nous avons eu à traiter des dégénérescences très-avancées de la matrice.

Parmi les faits intéressants, nous mentionnerons deux cas de *dysménorrhée membraneuse* (endométrite pseudo-membraneuse chronique avec exfoliation pathologique de la membrane utérine, sans inflammation), qui ont été très-heureusement amendés par la médication thermale (1).

La *métrite chronique* a toujours été améliorée par l'eau de La Motte. Lorsqu'elle a été prise sur place, durant une saison ou deux, on peut faire continuer l'usage de l'eau minérale transportée, au grand avantage des malades.

---

(1) Mon regretté maître Huguier, avait appelé, un des premiers, l'attention sur cette maladie. MM. Huchard et Labadie-Lagrave en ont relaté 31 observations (*Archives de Médecine*).

Dans les cas de métrite chronique, le traitement doit être dirigé avec ménagement. L'injection vaginale sera proscrite, sauf lorsque l'utérus est anémié, et encore faut-il qu'on soit très-éloigné de la période phlegmasique : de simples lotions ou lavages vaginaux suffisent ordinairement. Les douches froides, ou alternativement chaudes et froides, les bains prolongés sont surtout efficaces avec l'eau prise en boisson.

M. Gallard conseille, avec raison, les eaux chlorurées sodiques après la période de transition qui, dans la métrite chronique, fait succéder l'induration anémique à la vascularisation congestive.

M. Durand-Fardel proscrit ces eaux sous prétexte qu'elles prédisposent aux hémorrhagies. Avec le médecin de la Pitié, j'y vois, au contraire, une preuve de leur efficacité, puisqu'elles décongestionnent l'organe malade.

En dehors de quelques désordres de la menstruation, il est admis que la conception, la grossesse, l'accouchement, sont les causes ordinaires du trouble des fonctions sexuelles et des maladies des organes de la génération (1). C'est ce qui s'observe dans les maladies résultant de l'inflammation ou de processus ana-

---

(1) Sur 425 malades atteints de maladies non organiques de l'utérus, 404 étaient mariées ou veuves, 21 seulement non mariées.

(West, médecin de l'hôpital Saint-Barthélemy de Londres. *Leçons sur les maladies des femmes*).

logues, comme l'hypertrophie de l'utérus, celle de ses annexes, l'induration de son col, les ulcérations et les granulations de son orifice, les flux leucorrhéiques qui en sont la conséquence, enfin les suppurations du tissu cellulaire du bassin, abcès souvent consécutifs à une fausse couche ou à un accouchement affectant une marche chronique et se manifestant par un état de malaise et d'anémie qui dure des mois et des années.

Voici ce que nous remarquons le plus souvent : le volume de l'utérus est augmenté, sa structure s'altère, et les conditions morbides qui en résultent mettent l'organe en imminence d'un prolapsus : la congestion survient, la sensation de pesanteur et d'abaissement est très-accusée, des règles abondantes et répétées affaiblissent la malade : tels sont les signes de l'inflammation chronique.

L'involution incomplète de l'utérus après l'accouchement, l'hypertrophie essentielle, l'allongement hypertrophique du col (Huguier, 1859), avec prédominance marquée des papilles et des glandes (Virchow), ou sans augmentation des follicules, mais avec hypertrophie plus ou moins accentuée de la portion vaginale (Scanzoni), tous ces états sont très-heureusement modifiés par les eaux de La Motte.

Nous voyons fréquemment sur les lèvres de l'orifice utérin des érosions étendues de l'épithelium, d'un rouge vif et d'aspect granuleux. Ces granulations sont parfois énormes, saignantes, et ne sont autre chose que des papilles très-hypertrophiées et dépouillées de leur étui épithélial. Le col est lui-même turgescent, congestionné, hypertrophié, induré par l'épanchement de la lymphe plastique. On s'explique, dès-lors, les désordres des fonctions utérines : douleur, leucorrhée, hémorrhagie, stérilité, avortements si communs, ainsi que la névropathie et la chloro-anémie qui en sont l'expression sympathique.

L'action modificatrice, fondante et cicatrisante des eaux thermales bromo-chlorurées sodiques se manifeste efficacement ici pour compléter celle des caustiques, sur les lésions locales, tandis que les troubles généraux sont amendés et guéris par les meilleures conditions hygiéniques jointes aux préparations martiales (eau d'Oriol).

L'action locale tonique, astrictive et altérante de l'eau de La Motte est merveilleusement mise en jeu dans certaines productions pathologiques qui passent souvent inaperçues en raison de leur petit volume, nous voulons parler des kéloïdes cicatricielles du col, plus fréquentes que ne le pense M. Cazin. Le col est douloureux à la pression, il est rugueux au toucher. L'examen au speculum montre des élevures dures, d'un blanc nacré, variables de nombre et de forme. Ce tissu cicatriciel s'observe surtout après le traitement des ulcérations du col par la cautérisation.

Mentionnons, à propos des tumeurs et excroissances de l'utérus, des observations de polypes muqueux, de polypes fibro-celluleux, de polypes glandulaires résultant de l'hypertrophie des follicules de l'utérus, de kystes formés par l'agrandissement des follicules du col ou kystes muqueux, de polypes fibrineux.

Sous l'influence des douches vaginales administrées d'une manière graduelle avec l'eau de La Motte, des polypes fibrineux ont été expulsés, deux fois, avec des symptômes ressemblant à ceux de l'avortement. Les effets excitants de l'eau chlorurée sodique expliquent ces résultats heureux, de même que nous interprétons par l'action fondante et dissolvante due aux substances minérales, la réduction notable ou la résolution très-avancée, dans quelques cas rares, de polypes glandulaires ou cellulo-fibreux.

Quant aux versions et flexions utérines, on sait combien quelques-unes de ces déviations, comme les antéflexions et les rétroflexions, sont difficiles à guérir, combien surtout il est rare de les voir se guérir spontanément, et combien sont faciles à s'établir des adhérences coïncidant avec l'atrophie de la paroi utérine. L'eau de La Motte est principalement indiquée dans ces cas. Nous pouvons citer des cures inespérées.

Nous dirons peu de chose du *cancer utérin*. Les eaux minérales ne peuvent avoir d'autre influence sur lui qu'en retardant la période cachectique, en remontant l'organisme, en réveillant les forces générales de l'économie.

Nous abordons l'histoire d'une des lésions les plus

intéressantes, les *tumeurs fibreuses* de l'utérus (1). Leur situation, leur volume parfois considérable, leur forme habituellement sphérique, leur texture très-ferme en connexion plus ou moins intime avec les parois utérines, leur pédiculisation fréquente peuvent les faire confondre avec les tumeurs ovariques, avec le carcinôme utérin. On cite plusieurs exemples de la guérison spontanée de ces fibrômes, soit par énucléation naturelle, soit par ramollissement, soit par calcification. Un autre mode de leur disparition, c'est la désagrégation de leur tissu et leur expulsion ultérieure, par une sorte de processus nécrobiosique de la tumeur.

Nous considérons l'usage des eaux de La Motte comme un médicament complexe *spécifique*, agissant directement sur les tumeurs, capable d'obtenir leur absorption, ou du moins de les arrêter dans leur développement et de favoriser leur régression partielle.

L'iode, le brôme, l'iodure de potassium, longtemps continués dans leur application locale et dans leur

(1) A propos de fibrômes soumis à notre examen, nous avons eu occasion de recourir avec succès au procédé par l'acupuncture, proposé par M. Guéniot (Société de Chirurgie, 1868), pour le diagnostic des tumeurs fibreuses de l'utérus. Lorsqu'il s'agit de myômes jeunes et de petit volume, qu'il est facile de confondre avec des renversements de l'utérus, l'épreuve consiste à déterminer, à l'aide d'une épingle longue et fine, l'existence de deux caractères accusés dans les myômes : la dureté et l'insensibilité.

administration à l'intérieur, ont assez fréquemment obtenu la désagrégation de ces tumeurs. C'est à la présence de ces sels qu'il faut attribuer l'efficacité des eaux de Kreusnach (1) qui ont acquis une certaine réputation dans les cas d'hypertrophie et de fibrômes de l'utérus. Elles ont plus de brôme que d'iode. Il en est de même des eaux de La Motte. Moins puissantes, peut-être, que Kreusnach dans la scrofule, elles sont plus résolutives et moins irritantes dans les affections utérines, et en particulier dans les tumeurs fibreuses. Nous pourrions en citer de nombreux exemples que ne récuseraient ni Scanzoni, ni Priéger, ni West, si incrédules à l'endroit de l'action des eaux thermales dans les cas de fibrômes. Nous avons recueilli douze observations de ces myômes, de date plus ou moins ancienne, toutes remarquables par le retrait progressif, puis par un état stationnaire très-compatible avec l'existence.

Des bains prolongés, des douches vaginales plusieurs fois répétées dans la journée, des douches chaudes et froides, l'eau en boisson continuée à domicile, ont, dans ces cas, constitué le traitement.

Les tumeurs fibroïdes, les tumeurs graisseuses, les tumeurs épithéliales à forme glandulaires, de nature bénigne (qu'il ne faut pas confondre avec les tumeurs épithéliales malignes, tissu hétéradénique du docteur

(1) Additionnées de mother lye (Eau mère).

Mauriac), peuvent être guéries ou tout au moins très-améliorées sous l'influence de la médication thermale.

Nous serons moins affirmatifs pour les kystes et les tumeurs de l'ovaire. Cependant, nous avons obtenu des améliorations notables dans des kystes graisseux ou soupçonnés tels, dans un cas de kysto-sarcome, dans un autre cas où le diagnostic porté indiquait une tumeur colloïde ou alvéolaire de l'ovaire.

L'hydropisie ovarique traitée par la ponction pratiquée immédiatement au début du traitement thermal a été modifiée et retardée dans sa reproduction par une cure énergique, consistant en boisson d'eau minérale, en douches au maillot, en bains prolongés et répétés.

Nous sommes convaincu que les malades qui auraient suivi un traitement thermal préalablement à *l'ovariotomie,* bénéficieraient davantage de cette opération, l'action des eaux déterminant un mouvement marqué de régression du kyste, et imprimant à l'économie tout entière une vitalité plus énergique.

Nous avons traité avec un plein succès des cas de *vaginisme* (1), de prurit chronique de la vulve, de vulvite herpétique, scrofuleuse, d'acné vulvaire, d'esthiomène de la région ano-vulvaire, de vaginite granuleuse.

---

(1) Contracture spasmodique de l'orifice vaginal par hyperesthésie. (Busch, Kiwisch, Richet, Huguier, Marion-Sims, Stoltz.)

Ces maladies, moins graves que les précédentes, sont quelquefois d'une ténacité désespérante pour les malades.

Nous avons pu amender les inflammations du tissu cellulaire péri-utérin, certaines variétés de tumeurs intrà-pelviennes, et hâter la résolution de plusieurs hématocèles rétro-utérines et de diverses espèces de péripelvites chroniques.

Dans ces nombreux faits puisés dans notre clinique gynécologique des eaux, les malades n'avaient éprouvé qu'un soulagement momentané des médications antérieures à la cure thermale. Celle-ci, longtemps continuée, répétée pendant plusieurs saisons de suite, a constamment produit du soulagement, et souvent amené une guérison complète et définitive.

2° RHUMATISME ; 3° GOUTTE.

On a avancé, et c'est aujourd'hui un axiôme admis en médecine thermale, que la thermalité était la première condition exigée dans le traitemeut du rhumatisme.

Nous n'avons rien à ajouter à l'énumération déjà faite des propriétés des eaux de La Motte qui, comme leur électrisation, leur haute température, la nature et l'abondance de leurs principes minéralisateurs, se joignent à la douceur du climat pour expliquer les résultats si favorables qui sont obtenus dans le rhumatisme, et surtout dans le rhumatisme articulaire, noueux et dans l'arthritisme, lorsqu'il y a prédominance du système lymphatique et hyperplasies déformantes avec atonie générale.

L'origine arthritique est une des causes prédisposantes les plus actives de l'évolution rhumatismale articulaire.

Dans un grand nombre de cas, le rhumatisme fébrile laisse à sa suite des lésions de l'appareil circulatoire qui peuvent évoluer lentement et devenir sourdement le germe d'une affection cardio-artérielle. Sous l'influence de nouvelles atteintes du rhumatisme, ce germe peut acquérir un fâcheux développement. L'Eau thermale de La Motte peut être considérée, dans ces cas, comme un modificateur propre à ramener dans leur direction normale les actes fonctionnels déviés. On peut dire, en un mot, que sa modalité d'action répond aux modalités particulières des états morbides qui constituent le rhumatisme (1).

M. Guérard a dit, dans son excellent rapport sur le service des Eaux minérales, en 1858 : « que les Eaux de La Motte modifiaient principalement les cas de rhumatismes articulaires, alors qu'ils ont donné

---

(1) L'application des méthodes séméiotiques de la sphygmographie et de la thermométrie trouve, ici surtout, sa raison d'être.

Les tracés sphygmographiques que nous présenteraient les malades seraient précieux pour nous et utiles pour eux.

lieu à des productions pathologiques. Le rhumatisme musculaire ne vient qu'en seconde ligne, et au dernier rang se placent les rhumatismes vagues et nerveux. » Nous ne pouvons que sanctionner de notre propre expérience cette opinion que nous déclarons exacte.

Le rhumatisme blennorrhagique chronique, fréquemment observé à La Motte, a presque toujours été guéri par les bains tempérés, les douches générales chaudes avec étuves, l'eau en boisson à dose altérante et purgative, et comme il se complique ordinairement d'anémie, par l'eau ferrugineuse d'Oriol aux repas.

Nous ne nous arrêtons pas à l'apparition de phénomènes fébriles de médiocre intensité et d'une durée de quelques heures. L'action hyposthénisante de l'Eau minérale, en boisson et en bains, n'a jamais fait défaut dans ces cas. La défervescence se manifeste par la diminution de la chaleur, l'abaissement rapide du pouls, la disparition de la douleur et le retour graduel de toutes les fonctions de l'articulation atteinte.

Dans le rhumatisme blennorrhagique comme dans le rhumatisme articulaire en général, il faut évidemment éviter d'employer trop tôt les douches. Celles-ci, administrées prématurément, raniment le mouvement fébrile et donnent le signal à l'explosion d'une nouvelle fluxion articulaire.

Il ne faut pas confondre ce réveil phlegmasique avec le très-léger état fébrile de bon aloi dû aux premiers effets de la médication thermale.

La *sciatique*, que l'on doit considérer, le plus

ordinairement, comme étant de nature rhumatismale, est « une des maladies que combattent avec le plus de succès les eaux de La Motte (1). » La température de 45 à 50° pour les douches, l'eau thermale en boisson à la dose de 4 à 8 verrées par jour, établissent une diaphorèse abondante qui, continuée pendant 15 jours environ, amène invariablement la guérison. Toutes les névralgies rhumatismales rentrent dans cette catégorie.

Les effets vraiment surprenants obtenus dans la *goutte* proprement-dite s'expliquent « par la composition mixte chlorurée sodique et sulfatée calcique de l'eau de La Motte » (MM. Pétrequin et Socquet). Ces savants auteurs s'accordent avec M. Durand-Fardel pour conseiller les eaux chlorurées sodiques dans les formes asthéniques de la goutte, c'est-à-dire dans la goutte chronique. Elles rétablissent l'intégrité de l'assimilation troublée ou pervertie.

Les urines des malades atteints d'arthritisme déposent rapidement, sous l'influence des eaux de La Motte, des quantités plus ou moins abondantes d'acide urique et des graviers d'urate d'ammoniaque.

---

(1) Pâtissier, *Rapport à l'Académie de médecine*, 1854; M. Guérard, *Rapport général sur le service médical des Eaux minérales*, 1858 ; M. Buissard, *Indicateur médical* (ouv. cité).

4° MALADIES DES CENTRES NERVEUX.

Les *congestions lentes du cerveau*, les *paralysies (hémiplégies)* qui succèdent à l'*apoplexie cérébrale*, les simples *irritations méningiennes chroniques* ou les *hypérémies encéphaliques* légères dues à de vives agitations morales, à l'abus de l'alcool ou du tabac, les *ramollissements du cerveau*, la *paralysie générale*, retirent des eaux de La Motte une utilité consacrée par une expérience de longues années (1).

On évitera avec soin la surexcitation qui pourrait résulter, même momentanément, de la douche. L'aspect vultueux du malade peut être précurseur d'une attaque apoplectiforme. Aussi assistons-nous, toujours, aux douches administrées dans ces cas qui exigent une surveillance sans relâche.

L'eau de La Motte est formellement contre-indiquée lorsque l'*hémorrhagie cérébrale* est de date très-récente (2). Le médecin doit s'assurer de la ces-

---

(1) V. les *Etudes cliniques* du docteur Buissard.

(2) Il y a, sous ce rapport, des divergences entre les hydrologues. Nos collègues de *Bourbon-l'Archambault*, MM. Regnault et Caillat, déclarent que, dans l'hémiplégie apoplectique, le traitement est d'autant plus efficace qu'il est appliqué à une époque plus rapprochée de l'accident. M. Lebret, *de Balaruc*, professe la même opinion que condamnent, de leur côté, MM. Renard et Villaret, de *Bourbonne*. M. Buissard, dans ses *Etudes*

sation absolue de tout molimen hémorrhagique. C'est alors que la thermométrie clinique doit être soigneusement interrogée.

En favorisant la circulation abdominale, en éveillant les flux hémorrhoïdaux, l'Eau de La Motte facilite la résorption des foyers hémorrhagiques, des exsudats fibrineux ; elle s'oppose à la multiplication si fréquente des éléments conjonctifs et à l'altération des éléments nerveux. Elle agit aussi comme préservatif de nouvelles congestions encéphaliques et des paralysies consécutives à ces processus morbides.

Ses actions sédative, purgative, révulsive et altérante sont également mises à profit dans l'*irritation spinale* si commune de nos jours, dans les *myélites* et les *paraplégies* qui en sont la suite, dans les simples *parésies*.

Quant à ces paralysies partielles qui n'ont rien de commun avec une affection cérébrale et qui reconnaissent pour cause le rhumatisme, la scrofule, la syphilis, le traumatisme, on comprend toute l'efficacité

---

cliniques, paraît incliner vers l'idée que la guérison des hémiplégiques est plus rapide et plus complète sous l'influence des eaux, lorsque le traitement thermal est appliqué à l'époque où le retour des fonctions abolies s'opère naturellement avec le plus de facilité, c'est-à-dire à une époque rapprochée de l'apoplexie. Il suffit que, dans certaines circonstances, cette médication ait entraîné des conséquences fâcheuses, pour qu'on soit autorisé à ne l'employer qu'avec la plus extrême réserve.

de l'eau thermale pour les combattre et les guérir, puisqu'elle est anti-diathésique par excellence.

Il en est de même des *paralysies métalliques* dues à une intoxication mercurielle, arsenicale, saturnine, etc.

Lorsque les grands centres nerveux sont dans un état d'affaissement ou de débilité consécutif à des ébranlements profonds *(paralysie par épuisement nerveux)*, on doit s'appliquer à produire une légère excitation qu'il est très-important de ne pas outrepasser. L'arsenic, les chlorures, les bromures contribuent à dissiper la torpeur progressive qui caractérise, en général, les paralysies, et en même temps ils atténuent l'*élément douleur* que présentent certaines formes de paralysies, comme la *paralysie agitante.*

Le traitement externe s'arrêtera aux premières contractions musculaires, aux soubresauts provoqués dans les membres paralysés. Mais l'eau minérale, prise en boisson, peut être continuée plus longtemps, avec avantage.

Ces réflexions s'appliquent au traitement réservé à l'*atrophie musculaire progressive primitive* ou *idiopathique*, à l'*atrophie progressive avec transformation graisseuse*, à l'*ataxie locomotrice,* à l'*atrophie sclérotique des racines des nerfs*.

Les relevés thermographiques indiquent un abaissement de 1/2 à 1 1/2° vers la fin du traitement.

Il y a, au contraire, une élévation à peu près égale, due à une légère réaction générale, au début de la cure.

Les *névroses (hystérie, hypochondrie, chorée, asthme)*, la *névropathie*, etc., trouvent dans les Eaux de La Motte un moyen précieux de guérison, quand on met en œuvre la méthode perturbatrice très-ménagée, souvent interrompue, alternant avec la méthode sédative : les reconstituants, surtout l'eau ferrugineuse d'Oriol, doivent être associés à cette médication.

5° MALADIES DU SYSTÈME LYMPHATIQUE. SCROFULE.

La *scrofule* (1) trouve dans les Eaux de La Motte un de ses plus puissants moyens de curation.

Leur composition, qui se rapproche de celle de l'eau de mer, leur thermalité jointe aux conditions climatériques expliquent les beaux résultats obtenus depuis une longue période d'années.

---

(1) La diathèse scrofuleuse marque l'organisme d'une empreinte profonde et souvent indélébile, elle multiplie ses manifestations de manière à laisser, parfois, des lésions organiques ou fonctionnelles, des déformations qui nécessitent l'emploi simultané des moyens hygiéniques et des agents médicamenteux, les eaux thermales salines associées à l'air pur des montagnes. Les manifestations essentielles de la scrofule (engorgements des os, des articulations, du tissu cellulaire, des ganglions lymphatiques, dermatoses tuberculeuses), d'autres états pathologiques moins essentiels (engorgement utérin, entérite, bronchite, etc), peuvent s'observer dans deux catégories de malades, selon le docteur Wiesbaden : chez les personnes d'une constitution sensible, délicate (scrofulæ erethicæ), sous la forme *éréthique ou sensible*, ou chez celles d'une constitution phlegmatique (scrofulæ *torpidæ*), sous la forme *torpide* ou *atonique*.

La présence des chlorures de sodium, de potassium, des bromures et des iodures, celle des sulfates qui produisent, probablement, dans l'économie des sulfures et des sulfhydrates, rendraient compte, en partie, des guérisons obtenues dans les ophthalmies scrofuleuses, les eczéma impétigineux, les otorrhées, les catarrhes nasal, utéro-vaginal, etc., c'est-à-dire dans les manifestations scrofuleuses de la peau et des muqueuses.

Les tumeurs blanches, le carreau, les engorgements glandulaires, les obstructions viscérales se reliant à la diathèse scrofuleuse, les abcès ossifluents, les ulcères et toutes les autres manifestations strumeuses s'observant sous les deux formes, *éréthique* ou *atonique*, se guérissent à La Motte sous l'influence des mêmes agents hygiéniques et médicamenteux.

L'eau thermale, en boisson, à la dose de 3 à 8 verrées par jour, les bains, les douches chaudes d'abord, puis alternativement chaudes et froides, des promenades au soleil, constituent le traitement le plus habituellement appliqué dans cette affection si commune (1).

---

(1) C'est principalement dans *la scrofule* des enfants que la *piscine*, qui se construit en ce moment, rendra d'utiles services. L'exercice, la natation, les distractions variées, contribueront beaucoup à les fortifier, en permettant de prolonger, sans ennui pour eux, la durée de leur immersion dans l'eau thermale.

6° MALADIES DES ARTICULATIONS ET DES OS.

Que dire de la longue série des maladies des articulations et des os qui sont, si souvent, sous l'empire d'une des diathèses dont il vient d'être question?

Nous ne ferons que citer comme étant spécialement traitées à La Motte : les *arthrites chroniques*, les *hydarthroses*, *exostoses*, *périostoses*, l'*ostéite simple* ou *suppurée*, l'*ostéite juxta-épiphysaire* avec *irritation du cartilage de conjugaison*, si bien décrite par notre savant ami le docteur Ollier, dans son *Traité clinique et expérimental de la régénération des os*, les *ostéo-périostites chroniques*, les *fongus articulaires*, les *coxalgies*, toutes les suites de *résections articulaires* ou d'autres opérations pratiquées sur les systèmes osseux ou articulaire, la *nécrose*, la *carie*, le *spina ventosa*, le *mal de Pott*, le *rachitisme*, etc.

Dans tous ces cas, la guérison est ordinairement la règle.

L'Eau de La Motte produit alors la résolution locale; elle amène la défervescence s'il y a encore un léger état fébrile avec persistance de la phlegmasie, c'est-à-dire quelque peu de sub-acuité en jeu; enfin, il se fait un *remontement* général de l'organisme épuisé par une longue maladie et par de vastes suppurations, qui ont profondément anémié les malades.

Des résultats remarquables ont été obtenus, après

un traitement thermal plus ou moins long, dans les *raideurs articulaires*, les *pseudo-ankyloses*, suites de luxion ou de fracture, dans celles qui s'accompagnent de l'empâtement de l'article et qui résultent d'anciennes entorses et surtout dans les lésions variées consécutives aux blessures par armes à feu (1).

L'Eau de La Motte a des propriétés tellement réparatrices, qu'elle cicatrise rapidement les plaies anciennes, modifie et transforme en plaies de bonne nature les vieux ulcères sanieux, scrofuleux et variqueux, tarit les sources des clapiers purulents, les abcès ossi-fluents ou par congestion, lorsqu'on peut en atteindre le foyer par des injections.

Le silicate d'alumine (0.05 par litre) a, selon nous, des propriétés antifermentiscibles identiques à celles

---

(1) Voir notre Mémoire sur le traitement des blessures de guerre par les Eaux de La Motte, lu à la société de médecine de Lyon, 1871.

Nous n'avons jamais été témoin de ces accidents inflammatoires ou ulcéreux formidables que semble redouter M. le docteur Sarazin. (*Des accidents tardifs provoqués par les coups de feu des os. Indications qu'ils présentent. Opérations qu'ils nécessitent.*)

Le traitement balnéaire a singulièrement favorisé l'élimination d'esquilles nécrosées plus ou moins volumineuses, de corps étrangers, et consécutivement la disparition des trajets fistuleux. Dans les cas plus graves où il s'agit de cals percés de cloaques où sont emprisonnées les esquilles, l'action des Eaux thermales ne peut se substituer à l'intervention méthodique et rationnelle du chirurgien ; mais elle peut y préparer sans aucune réaction inflammatoire préjudiciable au malade.

du silicate de soude, proclamées par MM. Rabuteau, Papillon, Dubreuil, Marc-Sée, Gontier, et Picot.

M. Buissard a plusieurs fois signalé dans ses ouvrages la difficulté de maintenir à l'état de suppuration les exutoires établis chez les malades, en raison de cette propriété de cicatrisation particulière à l'Eau de La Motte.

7° PLÉTHORE ABDOMINALE. — OBÉSITÉ.

La *pléthore abdominale* et l'*état hémorroïdaire* s'observent fréquemment à La Motte. Chez les sujets presque toujours hypochondriaques qui en sont atteints, le sang stagne dans la veine porte, la circulation du système sanguin abdominal se fait mal : des hémorrhoïdes douloureuses, compliquées de constipation tenace, de la céphalée avec embarras gastrique complètent cet état morbide. Dans ces cas, l'Eau thermale, en augmentant la sécrétion intestinale et la diurèse, a une action résolutive manifeste. Deux saisons thermales sont parfois nécessaires dans la même année pour obtenir une guérison radicale.

L'*obésité* idiopathique ou liée à un engorgement viscéral, celle qui accompagne la scrofule torpide est combattue avec un plein succès par l'Eau de La Motte. Il est probable que, sous son action, il se fait une déperdition de substance dûe à la suractivité des sécrétions. Il se produit des décompositions chimiques d'où résulte l'élimination des matières graisseuses par les émonctoires naturels de l'économie.

§ III. — De quelques autres affections traitées à La Motte.

Diverses autres maladies que nous pourrions appeler *stéatosiques* ou simplement *hyperplastiques* comme : la *dyssenterie chronique*, la *spléno-mégalie*, suite de fièvre intermittente ou de cachexie palustre, l'*engorgement du foie*, la *prostatite chronique*, les *calculs biliaires*, la *gravelle urique*, les *catarrhes de la vessie*, des *bronches*, la *gastro-entérite chronique*, d'autres encore comme la *spermatorrhée*, la *phlegmatia alba dolens*, l'*albuminurie*, le *diabète*, ont été fréquemment guéris à La Motte, avec ou sans addition de l'Eau alcaline du Monestier ou de l'Eau ferrugineuse d'Oriol.

Que ce soit à titre de principe dissolvant ou comme correctif du trouble profond qui constitue la maladie, que ce soit surtout en neutralisant ses manifestations terminales, on voit que les Eaux de La Motte sont indiquées dans toutes les affections à caractère constitutionnel ou diathésique, en vertu duquel se fait anormalement l'élimination des principes chimiques destinés à être rejetés en dehors de l'organisme, comme l'azote dans la gravelle urique. De même, dans les calculs biliaires, l'indication dominante qui est d'activer le cours de la bile et les propriétés de tissu de son appareil d'excrétion, se trouve remplie par l'Eau de La Motte.

Il nous reste à dire quelques mots de deux états diathésiques dans lesquels les Eaux de La Motte sont indiquées : la *syphilis* et l'*herpétisme*.

A. — *Syphilis.* — Dans un mémoire récent envoyé au Congrès médical de Lyon, 1872 (1), nous avons avancé les conclusions suivantes : 1° dans la *syphilis primitive et secondaire*, tout en agissant comme *pierre de touche*, les Eaux de La Motte s'opposent au *ptyalisme hydrargyrique* : elles permettent aux malades devenus rebelles à l'action spécifique des préparations mercurielles, de reprendre avec succès, et à très-petites doses, ces mêmes préparations qui les guérissent alors.

2° Ces mêmes Eaux guérissent, en dégageant *l'inconnu*, en réveillant les manifestations secondaires et tertiaires que masquent les diathèses rhumatismale, arthritique, herpétique, et elles guérissent, *sans addition d'iodure de potassium*.

M. Buissard a noté, dans son dernier ouvrage, une expression caractéristique d'un de ses malades chez

(1) Du traitement de la syphilis par les Eaux bromo-chlorurées sodiques de La Motte, par le docteur Gubian, médecin-inspecteur. Ce travail sera imprimé dans les Annales du Congrès médical.

lequel la syphilis, depuis longtemps à l'état larvé, réapparaissait sous l'influence de la médication thermale : « Vos Eaux, lui disait-il, me font faire mon examen de conscience. »

Nous avons relaté un certain nombre de cas de guérison de syphilis larvée due exclusivement au traitement thermal plus ou moins prolongé.

Ce sujet, un des plus importants du domaine de la clinique des Eaux, est tout particulièrement à l'étude.

B. *Herpétisme.*— M. Durand-Fardel désapprouve, d'une manière générale, dans les dermatoses, l'emploi des eaux chlorurées à minéralisation déterminée, en raison de l'élévation de leur température et de leur trop grande activité, à moins que les chlorures n'y soient combinés avec les sulfures.

Nous sommes de son avis. Cependant, les Eaux de La Motte sont applicables aux dermatoses qui sont la conséquence d'une débilité ou d'une affection lymphatique. Elles guérissent très-bien, nous l'avons dit, celles qui tiennent au *vice scrofuleux* (scrofulides), ou au *virus syphilitique* (syphilides), celles qui semblent être l'écho du rhumatisme ou de la goutte, l'*impetigo,* l'*eczéma* impétigineux, l'*esthiomène*, le *lupus exedens,* l'*Elephantiasis des Arabes*, etc.

MM. Pétrequin et Socquet attribuent au sulfate de chaux qu'elles contiennent leurs propriétés curatives dans les maladies de la peau.

§ IV.

Parmi les adjuvants de la médication thermale, nous avons souvent recours, surtout dans les dermatoses, à la *cure par le petit-lait*.

L'*hydrothérapie* est parfois associée à nos Eaux.

Enfin, sans insister davantage sur le fer contenu dans les eaux d'Oriol et sur l'air pur des montagnes, nous attachons une grande importance à la diététique respiratoire, dans les régions complantées de conifères à résine.

§ V. — Réflexions sur la phthisie pulmonaire accidentellement soignée à La Motte.

Dans notre premier chapitre, nous avons parlé des heureux effets obtenus chez les personnes débilitées et chez les malades atteints d'affections chroniques des voies respiratoires, par les promenades fréquentes sur la route de Marcieu, où ils respirent les senteurs résineuses et pénétrantes des mélèzes et des sapins. Les tuberculeux, les catarrheux et emphysémateux soumis accidentellement à notre observation, ont tous éprouvé du soulagement de leur séjour à La Motte.

Sans vouloir attribuer aux inhalations de la salle d'aspiration une efficacité exagérée, sans revendiquer au profit de La Motte la curabilité de ces malades qui doivent être envoyés de préférence à des stations thermales plus appropriées à leur situation morbide, à Allevard, au Mont-Dore, aux Eaux-Bonnes, nous pouvons, sans présomption, faire ressortir en leur faveur l'excellence du climat et des conditions particulières dont nous venons de parler.

Après avoir envoyé tous les phthisiques dans les climats méridionaux les plus chauds, les plus doux, les plus uniformes, situés à la plus basse altitude, au niveau de la mer, on arrive aujourd'hui à penser qu'il y a des variétés de convenance, de tolérance et de rapport entre le malade et le climat.

MM. Schnepp (1), Rochard (2), Gouraud (3) constatent que la phthisie qui s'observe sur tous les points du globe est plus fréquente dans les pays plus chauds que dans les pays plus froids.

« Cette influence fâcheuse est corrigée par l'altitude. En changeant d'altitude, on change de climat. » (Gouraud, ouv. cité). Or l'altitude de La Motte est de 600 mètres au-dessus du niveau de la mer ; l'ascen-

---

(1) *Influence des altitudes sur le développement et la marche de la phthisie* (Archives de médecine, 1865).

(2) *De l'influence de la navigation et des pays chauds sur la marche de la phthisie pulmonaire*. Mémoire couronné par l'Académie de médecine.

(3) *De l'action des différents climats dans le traitement de la phthisie pulmonaire*. Société médicale d'émulation, 9 novembre 1872.

sion du chemin des Côtes et de Marcieu fait atteindre une élévation de 150 mètres de plus : c'est là une condition heureuse ; car, sous la diminution de pression le poumon se développe plus amplement, et lorsque l'altitude n'est pas trop considérable, l'hématose se fait mieux, le sang s'artérialise facilement, la force d'absorption augmente, l'organisme entier reçoit un surcroît d'activité. Cependant des altitudes plus grandes sont considérées comme créant l'immunité au point de vue de la tuberculose. Des villes de l'Amérique, situées à une altitude de plus de 2,000 mètres, dans la zone tropicale, jouissent de l'immunité, tandis que sous la même latitude, les phthisiques abondent dans les régions inférieures. Les plateaux élevés de l'Himalaya et de l'Indoustan, qui sont dans la même zone pour l'ancien continent, sont exempts de poitrinaires.

A des altitudes moindres, dans nos Alpes dauphinoises, dans les Pyrénées, sur les hauteurs de la Thuringe, on n'observe que très-rarement la phthisie.

Les caractères climatériques communs à ces altitudes sont une température moyenne annuelle basse, une amplitude des oscillations thermométriques peu considérable, des maxima de 18 à 20°, des minima à 0° et au-dessous. Ce sont donc des régions froides, dont on ne peut recommander l'habitation que pendant l'été.

Le docteur Hermann Weber, de Londres, se déclare aussi partisan de l'air des montagnes et insiste, pour les phthisiques, sur le séjour prolongé dans les régions élevées. Les docteurs Küchenmeister, de Dresde, et Brehmer, de Gorbersdorf, professent la même opinion.

Nous pensons avec eux que la diminution de pression atmosphérique et le moindre degré d'oxygénation de l'air des montagnes est favorable aux phthisiques, et nous sommes heureux de nous trouver d'accord, sur ce point, avec un médecin (1) qui a consciencieusement étudié la climatologie au point de vue des maladies chroniques de la poitrine, et qui conseille aux malades qui en sont atteints de résider « pendant les journées brûlantes de l'été, dans la Suisse, dans les Pyrénées centrales, dans le Dauphiné, où les noirs ombrages et les excursions dans les montagnes doivent les attirer à l'envi. »

§ VI. — Contre-indications.

Nous avons eu soin, à propos de chacune des affections dont nous avons dit quelques mots, de poser les indications et les contre-indications. D'une manière générale, les Eaux de La Motte doivent être proscri-

(1) *De la température de la ville d'Alger, au point de vue des maladies chroniques de la poitrine*, par le docteur Sésary, lauréat des hôpitaux de Lyon et de la Faculté de médecine de Paris, médecin de l'hôpital civil d'Alger, 1872.

tes dans toutes les maladies aiguës, dans les affections organiques du cœur, dans les hémorrhagies actives, et, en général, dans toutes les phlegmasies. Tout état apyrétique, au contraire, autorise à les employer. Il en est, au reste, des contre-indications comme des indications. Ce n'est que sur des faits groupés et non sur des faits particuliers qu'on peut établir les unes et les autres.

On s'abstiendra de médication thermale avant l'apaisement complet du travail morbide, sous peine de déterminer l'exacerbation chez les sujets prédisposés aux hypérémies des centres nerveux ou aux affections cardiaques.

« Le traitement hydriatique est une médication lointaine, qui ne peut être maniée par le médecin qui la présente. La détermination de ses indications et de ses contre-indications se complique de questions de distance, de séjour, de climat et surtout de convenances qui s'imposent tout d'abord à lui.

« Le médecin de la station thermale, appelé à suivre pas à pas les effets du traitement conseillé par son confrère, doit s'attendre à voir surgir dans le cours même de ce traitement des contre-indications, qu'il n'avait pu que soupçonner au début, et qui ne s'accusent que tardivement. Sa connaissance approfondie de la puissance de l'agent thérapeutique qu'il a sous la main et qui lui fournit les éléments de ces actions salutaires, qui appartiennent autant à l'hygiène qu'à la thérapeutique, lui permet aussi de prévoir la diversité même de ces modes d'action, et de les surveiller avec toute l'attention du clinicien. La science des contre-indications ne peut s'acquérir que par une longue expérience. »

Nous pensons, d'ailleurs, avec M. Durand-Fardel, qu'il faut tenir grand compte, en thérapeutique, des idio-syncrasies, pour expliquer les résultats inattendus que nous fournissent si souvent la tolérance ou l'intolérance pour les médications thermales.

« Nous ne pouvons pas toujours prévoir, en effet, la manière dont l'organe affecté réagira sous le stimulus médicamenteux, et celui-ci, très-efficace dans certaines conditions données, peut l'être beaucoup moins ou même devenir nuisible dans d'autres. »

§ VII. — Fièvre thermale.

La fièvre thermale est assez rare à La Motte. M. Buissard a donné le nom d'*illégitime* à celle qui est le résultat de l'application inopportune des procédés balnéo-thérapiques. Il appelle *légitime* celle qui est due à l'action médicamenteuse d'un traitement rationnel, qui fait passer une maladie radicalement chronique à un état sub-aigu favorable à la résolution de l'affection que l'on traite. L'accélération et la plénitude du pouls, la chaleur à la peau, la soif, l'inappétence, un sentiment de malaise général caractérisent cet état auquel nous n'attachons qu'une importance relative. On ne confondra pas la fièvre thermale avec ce léger mouvement fébrile dont nous avons parlé à propos des maladies des centres nerveux, et qui n'est que l'expression d'une réaction utile de l'organisme. Cette réaction bienfaisante demande à être surveillée et bien dirigée.

La poussée (psydracia thermalis) s'observe souvent à la fin du traitement sous forme de milliaire.

§ VIII. — Cure thermale.

On ne peut assigner une durée déterminée au temps qu'il importe de consacrer au traitement. Elle doit varier, suivant l'état du malade et la nature de la maladie.

La limite de vingt et un jours imposée par la routine ne peut être acceptée, de prime abord, par le médecin d'une station thermale.

Une cure de quinze jours peut suffire dans des cas déterminés.

D'autres affections réclament deux saisons la même année.

Plusieurs années de suite sont souvent nécessaires pour obtenir la guérison.

Le médecin est seul en mesure de décider la durée du traitement.

En moyenne, les cures thermales durent de 2 à 4 semaines, à La Motte.

§ IX. — Ouverture de la saison thermale.

La saison des Eaux de La Motte s'ouvre le 1er juin et se ferme le 15 septembre.

Les derniers jours de la saison sont ordinairement très-beaux.

§ X. — Eaux minérales transportées.

M. Sylvain Eymard (ouv. cité) raconte que, avant la Révolution, il y avait dans les principales villes de France un dépôt d'Eaux de La Motte. Il est à désirer qu'on y revienne, et déjà plusieurs essais ont eu lieu. Nous espérons qu'ils réussiront.

L'usage, à domicile, de l'Eau minérale transportée de La Motte, est fréquemment indiqué pour maintenir l'amélioration obtenue par la cure thermale ou pour consolider la guérison en s'opposant au retour des manifestations morbides.

Les principes fixes contenus dans l'Eau de La Motte expliquent sa parfaite conservation en vases clos, qualités très-appréciées par Tissot et Nicolas, qui parlent du fréquent usage qu'on en faisait, autrefois, en France et à l'étranger.

Tissot, suivant Barral (1), affirmait « qu'il ne

(1) Manuel à l'usage des personnes qui vont aux Eaux de La Motte. Grenoble, 1815.

connaissait que ces Eaux qui fussent propres à guérir un grand nombre de maladies, et qui eussent la propriété de pouvoir être transportées sans perdre leurs vertus médicales. » Elles peuvent donc être transportées et conservées indéfiniment sans subir aucune altération.

Ce sujet a été longuement traité et développé dans l'ouvrage de M. Comandré *(les Eaux de La Motte transportées)*. Nous y renvoyons le lecteur.

Toutes les demandes d'Eau minérale, en caisses de 25 à 50 bouteilles, doivent être adressées au gérant de La Motte.

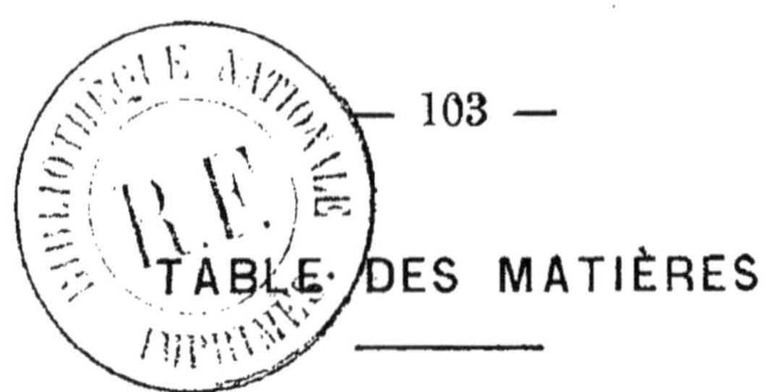

TABLE DES MATIÈRES

Pages.

INTRODUCTION 5

PREMIÈRE PARTIE.

La Motte-les-Bains sous le rapport pittoresque.

§ I. De Grenoble à La Motte 15
§ II. La vallée de La Motte 18
§ III. Le château et l'Etablissement 19

Environs de La Motte. — Excursions.

§ I. Les sources thermales 21
La Motte-St-Martin 23
Les Côtes 24
La Faurie, les Béthoux .... *id.*
Les Butarias. La pierre druidique .... *id.*
La Motte-d'Aveillans. Les mines d'anthracite du Villard 25
§ II. Marcieu 27
La roche percée 28
§ III. Le Mont-Senèpe 29
Monteynard et le Connex 31
St-Martin-le-Haut .... *id.*
Le Mont-Sagnereau 32
§ IV. La Mure. La Salette. La vallée de la Mateysine. *id.*
Laffrey et les quatre lacs .... *id.*
Oriol. Mens 34
Vizille. Uriage .... *id.*
La Fontaine ardente 36
Le Monestier-de-Clermont. Le Mont-Aiguille 37
Appendice pour les renseignements 39

DEUXIÈME PARTIE.

La Motte-les-Bains, station thermale.

§ I. Altitude 43
§ II. Météorologie et constitution atmosphérique 44

Pages.

§ III. Géologie........................... 45
§ IV. Végétation........................... 47
§ V. Constitution médicale du pays................ 48
§ VI. Analyse chimique et caractères physiques de l'Eau de La Motte........................... 49
Analyse chimique de l'Eau d'Oriol............ 51
Analyse chimique de l'Eau du Monestier-de-Clermont........................... 52
§ VII. Installation balnéaire. Appareils.............. 53

TROISIÈME PARTIE.

La Motte-les-Bains sous le rapport médical.

§ I. A. Action physiologique sur les végétaux et les animaux........................... 59
B. Action physiologique sur l'homme........... 60
C. Mode d'administration et action thérapeutique. *id.*
§ II. *Maladies traitées à La Motte. Indications.*
1° Maladies de l'utérus et de ses annexes 71
2° Rhumatisme ; 3° Goutte 79
4° Maladies des centres nerveux 83
5° Maladies du système lymphatique........... 86
6° Maladies des articulations et des os......... 88
7° Pléthore abdominale. Obésité.............. 90
§ III. *De quelques autres affections traitées à La Motte.*
A. Syphilis........................... 92
B. Herpétisme........................... 93
§ IV. Cure par le petit-lait........................... 94
§ V. Réflexions sur la phthisie pulmonaire accidentellement soignée à La Motte................ *id.*
§ VI. Contre-indications des Eaux de La Motte....... 97
§ VII. Fièvre thermale 99
§ VIII. Cure thermale........................... 100
§ IX. Ouverture de la saison 101
§ X. Eaux minérales transportées................. *id.*

www.ingramcontent.com/pod-product-compliance
Ingram Content Group UK Ltd.
Pitfield, Milton Keynes, MK11 3LW, UK
UKHW021111200726
13857UKWH00003B/1181

9 782012 891746